Chetan Ghiyal
Himanshu Shekhawat
Vinay Singh

Falhas de implantes

Chetan Ghiyal
Himanshu Shekhawat
Vinay Singh

Falhas de implantes

ScienciaScripts

Imprint

Cover image: www.ingimage.com

This book is a translation from the original published under ISBN 978-3-659-92527-6.

Publisher:
Sciencia Scripts
is a trademark of
Dodo Books Indian Ocean Ltd. and OmniScriptum S.R.L publishing group

120 High Road, East Finchley, London, N2 9ED, United Kingdom
Str. Armeneasca 28/1, office 1, Chisinau MD-2012, Republic of Moldova, Europe
Managing Directors: Ieva Konstantinova, Victoria Ursu
info@omniscriptum.com

Printed at: see last page
ISBN: 978-620-8-38721-1

FALHAS DE IMPLANTES

AUTORES:

DR. CHETAN GHIYAL

DR. HIMANSHU SHEKHAWAT

DR. VINAY

ÍNDICE

INTRODUÇÃO

O objetivo ideal da medicina dentária moderna é devolver ao doente o contorno, a função, o conforto, a estética, a fala e a saúde normais. A medicina dentária sofreu muitas alterações durante o último quarto de século; no entanto, nenhuma alteração foi mais profunda do que a ocorrida no campo da implantologia dentária. Os implantes tornaram-se o tratamento de eleição em muitas, se não na maioria, das situações em que os dentes em falta requerem substituição

A implantologia dentária é a segunda disciplina mais antiga da medicina dentária, com uma história que remonta a milhares de anos e inclui civilizações como a dos antigos chineses, que há 4000 anos esculpiam varas de bambu em forma de cavilhas e as cravavam no osso para substituir dentes fixos. Do mesmo modo, os Incas da América Central utilizavam conchas do mar e cravavam-nas no osso para substituir dentes em falta. Maggiolo introduziu a história mais recente da medicina dentária de implantes em 1809, utilizando ouro em forma de raiz de dente. Em 1887, Harris relatou a utilização de dentes feitos de porcelana nos quais foram colocados pilares de platina revestidos a chumbo. Foram testados muitos materiais e, no início dos anos 90, Lammbotte fabricou implantes de alumínio, prata, latão, cobre vermelho, magnésio, ouro e aço macio revestido a ouro e níquel. A liga cirúrgica de cobalto-crómio-molibdénio foi introduzida em 1938 por Strock. A fusão do osso com o titânio foi registada pela primeira vez em 1940 por Bothe et al. Branemark iniciou estudos experimentais exaustivos em 1952, que conduziram à aplicação de implantes dentários em 1960.

Um implante endosteal é um material aloplástico inserido cirurgicamente num rebordo ósseo residual, principalmente como base protética. É possível devolver ao doente o contorno, a função, o conforto, a estética, a fala e a saúde normais, independentemente da atrofia, doença ou lesão do sistema estomatognático, com a utilização de implantes.

Os implantes podem ser utilizados em todas as situações, como substituição de um único dente, desdentados parciais, desdentados totais, com previsibilidade a longo prazo. Em muitos aspectos, esta modalidade terapêutica com implantes tem vantagens distintas em relação à prótese dentária convencional.

A literatura refere uma percentagem muito elevada de sucesso a longo prazo dos implantes dentários. Desde 1990, foram publicados muitos estudos clínicos prospectivos multicêntricos com taxas de sobrevivência que variam entre 94,6% e 100% durante 1 a 10 anos. A mediana destes relatórios é uma perda de implante de 2,8% com uma moda de 5 anos. Em comparação, a taxa de insucesso de uma prótese parcial fixa pode atingir os 20% em 3 anos e espera-se uma sobrevivência de 50% aos 10 anos.

Apesar das elevadas taxas de sucesso com implantes, ocorrem falhas como complicações biológicas, técnicas e estéticas numa percentagem de casos. Algumas complicações são relativamente menores e fáceis de corrigir, mas outras resultam na perda de implantes e na falência da prótese. Com o aumento do número de implantes colocados, e com o aumento do número de profissionais de implantes, é inevitável que o número de complicações também aumente.

O insucesso dos implantes é o resultado de um processo multifatorial. As falhas dos implantes dentários podem ser atribuídas a muitas razões ao longo das diferentes fases do tratamento. A falha do implante pode ocorrer desde a seleção do doente para o implante, no planeamento do tratamento, nas fases cirúrgicas, na conceção da prótese, no fabrico e na manutenção do implante. A maioria das falhas ocorre no período de cicatrização inicial ou após a ligação do pilar e a carga inicial. As complicações a longo prazo estão associadas ao desgaste geral, a uma atenção inadequada à higiene oral, a forças oclusais mal controladas, a uma conceção deficiente das próteses ou à utilização de um sistema de implantes inadequadamente testado.

Devido ao notável sucesso dos implantes dentários, existe um interesse crescente em identificar os factores associados ao insucesso dos implantes. Um número tangível de implantes não se integra ou não sobrevive para funcionar a longo prazo. As complicações e a perda de implantes podem ser dispendiosas, tanto em termos de tempo como de recursos financeiros. A perda de integração pode ser problemática, resultando numa área edêntula mais difícil de restaurar do que antes da colocação do implante. Assim, as complicações e os insucessos devem ser evitados através de uma atenção cuidadosa ao diagnóstico, ao planeamento do tratamento, a uma boa formação e experiência cirúrgica e protética e ao seguir protocolos bem estabelecidos que demonstrem um elevado sucesso e previsibilidade.

Uma melhor compreensão dos factores associados à falha do implante fornece dados para o planeamento de estudos futuros, facilita a tomada de decisões clínicas e pode melhorar o sucesso do implante.

Esta dissertação tem como objetivo fornecer uma revisão detalhada das várias falhas e complicações associadas ao tratamento de implantes ósseos terminais integrados Osseo.

Rams E Thomas et al (1984)[73] descobriram que, com microscópios de contraste de fase direta, foram encontrados níveis significativamente mais elevados de espiroquetas e leucócitos polimorfonucleares creviculares acumulados na placa subgengival de três implantes considerados como estando em mau estado. Em condições gengivais saudáveis, a placa dentária foi associada a proporções significativamente mais elevadas de células cocóides não móveis e a níveis baixos de leucócitos creviculares de espiroquetas.

1. **Scott Richard F et al (1986)**[82] apresentou um relatório clínico para ilustrar a necessidade de considerar adequadamente a cicatrização óssea e a preparação do local do implante antes da colocação do implante. Após a perda de um dente, deve ser previsto um período de cicatrização para a reparação das estruturas ósseas afectadas. Sem um período adequado de regeneração óssea, qualquer sistema de implante pode falhar.

2. **Sones AD. (1989)**[90] apresentou e avaliou as complicações cirúrgicas e protéticas com a utilização do implante Branemark. Afirmou que a razão para a colocação incorrecta do implante, devido aos padrões palatino e superior da reabsorção na maxila e aos padrões de reabsorção inferior e lateral da mandíbula, resulta em compromissos na conceção da estrutura, higiene oral, estética e distribuição da força mecânica. As fracturas de componentes são revistas com especial ênfase nas razões para o insucesso. As complicações estéticas e fonéticas que envolvem a restauração da arcada maxilar são discutidas com possíveis soluções.

3. **Smith E. Dale et al (1989)**[89] analisaram a literatura sobre falhas de implantes e concluíram que seis critérios são considerados válidos para determinar o sucesso dos implantes.

    1) O implante individual não fixado é imóvel quando testado clinicamente

    2) Não existem evidências de radiolucência peri-implantar, conforme avaliado numa radiografia sem distorções.

3) A perda óssea vertical média é inferior a 0,2 mm por ano após o primeiro ano de serviço.

4) Não há dor persistente, desconforto ou infeção atribuíveis ao implante.

5) O desenho do implante não exclui a colocação de uma coroa ou prótese com um aspeto satisfatório para o doente e para o dentista.

6) De acordo com estes critérios, uma taxa de sucesso de 85% no final de um período de observação de cinco anos e de 80% no final de um período de dez anos constitui o nível mínimo de sucesso.

Sugeriu que estes critérios acima referidos fossem propostos para utilização na investigação clínica sobre implantes.

4. **Becker William et al (1990)**[10] efectuou um estudo em que os níveis de A. actinomycetem comitans, B. gingivalis e B. intermedius, os organismos-alvo detectados pela análise da sonda de ADN, eram moderados em implantes com falhas. Estes organismos estão associados à falha do implante e estão de acordo com outros estudos. Outras bactérias relacionadas com o fracasso dos implantes dentários são os bastonetes anaeróbios gram-negativos, bacteróides de pigmentação negra, bactérias translocadoras de superfície, Actinobacillus, Capnocytophaga, Fusiformes, Espiroquetas e bastonetes móveis.

5. **Laboda (1990)**[53] relatou um caso de hemorragia com risco de vida secundária à colocação de um implante endósseo, que surgiu de uma anomalia num vaso imediatamente adjacente à placa lingual no bordo inferior da mandíbula na região canina. Esta anomalia poderia ser um ramo da artéria lingual ou também poderia ser um ramo da artéria facial. A perfuração mínima dessa placa lingual na borda inferior resultou na laceração desse vaso, o que causou a hemorragia subsequente com risco de vida relatada neste caso.

6. **Zarb G.A et al (1990)**[100] efectuaram um estudo em que foram colocados 274 implantes em 49 arcadas dentárias de 46 pacientes tratados consecutivamente, os problemas e complicações foram classificados por tempo e tipo. No que respeita ao tempo de ocorrência, os problemas e complicações ocorreram na fase I da cirurgia, após a fase I da cirurgia, na fase II da cirurgia, após o tratamento protético e

complicações tardias. No que respeita ao tipo, foram explicados os problemas e complicações estruturais, estéticos e funcionais.

7. **Friberg Bertil et al (1991)**[32] efectuou um estudo que incluiu 4641 implantes dentários Branemark, que foram seguidos retrospetivamente desde a fase I da cirurgia até à conclusão das restaurações protéticas. Neste estudo, a forma da mandíbula e a qualidade do osso pareceram ser os dois factores mais importantes para o insucesso precoce. Assim, os maxilares com reabsorção avançada (grupos D e E) apresentaram a maior frequência de insucesso. Relativamente à qualidade óssea, o grupo 4 da maxila e o grupo 1 da mandíbula apresentaram as taxas mais elevadas de perda de fixações. O sobreaquecimento dos locais cirúrgicos durante a preparação pode ocorrer se não for efectuada uma irrigação adequada, resultando em falhas do implante durante a cicatrização. As fixações mais curtas tiveram a taxa de insucesso mais elevada, tanto nos maxilares como na mandíbula. Os implantes individuais podem ser facilmente sobrecarregados, mas agrupados como uma unidade podem absorver praticamente qualquer força mastigatória.

8. **Astrand Per et al (1991)**[5] efectuaram um estudo longitudinal da combinação de dentes naturais e implantes integrados Osseo como pilares de próteses. Trataram 23 pacientes com dentição mandibular classe I de Kennedy e receberam próteses nas partes posteriores da mandíbula. De um lado colocaram próteses suportadas por dois implantes, e do outro lado colocaram próteses suportadas por um implante e um dente natural. Após um período de observação, concluíram que a taxa de insucesso do implante era praticamente a mesma nos dois tipos de próteses. De um ponto de vista teórico, a combinação de um dente com um implante deveria representar um risco de complicações biomecânicas. No entanto, o resultado deste estudo não indicou quaisquer desvantagens na ligação de dentes e implantes na mesma restauração.

9. **Jemt Torsten (1991)**[44] efectuou um estudo retrospetivo que revelou uma vasta gama de problemas e complicações que ocorrem durante o tratamento protético e o primeiro ano de funcionamento dos implantes. O autor descreve a distribuição dos problemas relativamente ao tipo de problemas comunicados durante o primeiro ano de funcionamento na maxila e na mandíbula. Os tipos de problemas relatados são: falha do implante, fístulas, hiperplasia, inflamação/infeção, dor, fratura da estrutura, fratura do implante, fratura do dente de resina, irritação do pôntico, problemas estéticos,

problemas da ATM, dicção, problemas de dimensão vertical e mordedura da bochecha/lábio. Calculou o número de ocasiões que ocorreram na maxila e na mandíbula. Concluiu que a maioria dos problemas foi absorvida nos maxilares durante todo o período de acompanhamento, o que estava de acordo com os resultados apresentados por outros.

10. **Jemt Torsten, et al (1992)**[45] noventa e seis maxilas e mandíbulas parcialmente edêntulas foram tratadas com implantes dentários. Os pacientes foram seguidos durante 1 ano e a taxa de sucesso global foi de 98,6%. Nenhuma das próteses foi perdida durante o período de observação. Os problemas mais frequentemente relatados durante o primeiro ano de funcionamento estavam relacionados com parafusos de ouro soltos e queixas estéticas. O número total de complicações foi baixo e inferior ao registado para próteses fixas de arcada completa de rotina.

11. **Tolman Dan E, et al (1992)**[95] efectuou um estudo e classificou as falhas dos implantes em duas categorias, consoante a etiologia: 1. cirúrgica e 2. protética. As complicações cirúrgicas incluem a estabilidade inicial do implante, hemorragia excessiva, perfuração nasal e dos seios nasais, fratura da mandíbula e embolia aérea. As complicações protéticas incluem a perda de ancoragem do implante, podendo também ocorrer complicações mecânicas ou nos tecidos moles. A complicação mais predominante neste estudo envolveu os tecidos moles associados aos implantes.

12. **Jemt Torsten et al (1992)**[41] apresentaram um estudo que explicava as falhas e complicações precoces num grupo de pacientes tratados com sobredentaduras suportadas por implantes em maxilares severamente reabsorvidos. As conclusões foram atribuídas a uma situação óssea desfavorável, em que 70% dos implantes tinham 7 mm de comprimento, e a movimentos de flexão desfavoráveis nos implantes registados quando se utilizaram sobredentaduras em comparação com próteses fixas. A barra deve ser colocada perto da mucosa, o que pode comprometer o acesso para a higiene oral. Outro problema seria a elevada taxa de fracturas dos clipes de retenção. Problemas como a hiperplasia gengival foram mais frequentes.

13. **Shonberg David C. et al (1992)**[87] apresentou um caso de ocorrência de fratura mandibular após a colocação de implantes numa mandíbula atrófica e completamente desdentada.

14. **Edwin A. McGlumphy et al (1992)**[55] compararam a força necessária para provocar a falha de muitas das combinações de implantes e pilares mais utilizadas. Foi construída uma prótese de teste em cantilever de 18 mm para cada sistema e carregada numa máquina MTS até ocorrer a falha. As forças médias de falha variaram entre 1,22 e 17,23 kg. A força de falha e a localização da falha para cada sistema individual são apresentadas. O pilar Steri-Oss PME necessitou de uma força significativamente maior para causar a falha do que qualquer outro sistema de componentes. As superestruturas de maior diâmetro e as construídas em liga de titânio forneceram a maior resistência à falha.

15. **Smith Richard A et al (1992)**[88] estudaram os factores de risco associados aos implantes dentários em pacientes saudáveis e clinicamente comprometidos para determinar os riscos médicos associados aos implantes dentários. Não se verificou um aumento da taxa de insucesso dos implantes ou um aumento da morbilidade perioperatória em pacientes com um estado clínico comprometido. A idade, o sexo e a utilização simultânea de agentes hipoglicémicos, hormonas femininas suplementares ou esteróides também não se correlacionaram com um aumento da falha do implante ou da morbilidade perioperatória. Os procedimentos de colocação de implantes utilizando uma variedade de agentes de controlo da dor/ansiedade não revelaram qualquer aumento nas complicações relacionadas com a anestesia. No entanto, o número de implantes colocados por paciente correlacionou-se com a falha do implante. Os autores concluíram que a cirurgia de implantes e a anestesia necessária parecem ser procedimentos seguros, mesmo em pacientes clinicamente comprometidos.

16. **Aparicio Carlos et al (1992)**[4] efectuaram uma microanálise comparativa da superfície de implantes Branemark falhados. O estudo com espetroscópio Auger revelou diferenças percentuais consideráveis na quantidade de carbono e silício na última monocamada, que podem ser atribuídas ao manuseamento ou a um processo de limpeza inadequado. Estas percentagens tornariam a contaminação superficial inaceitável, uma vez que não se enquadram nos limites estatísticos da superfície de referência do estudo. A espessura da camada superficial de óxido é concordante com a história dos espécimes, o que apoia o carácter dinâmico desta camada.

17. **Bain Crawford A et al (1993)**[7] no seu estudo identificou o tabagismo como um fator significativo no insucesso dos implantes dentários. O tabagismo pode ser responsável por uma resposta de cicatrização comprometida e por um maior risco de infeção em fumadores após a colocação de implantes. O efeito vasoconstritor sistémico e a disfunção polimorfonuclear induzidos pelo tabaco podem influenciar a cicatrização inicial de feridas adjacentes a implantes recentemente colocados. A nicotina também teve um efeito vasoconstritor localizado ao ser absorvida através da mucosa oral para os vasos sanguíneos durante o consumo de tabaco. A vasoconstrição ou agregação plaquetária na proximidade do implante foi influenciada pelo tabaco. Este estudo identificou ainda que o sucesso do implante é mais fraco na parte posterior da maxila e melhor na parte anterior da mandíbula.

18. **Dao T.T.T et al (1993)**[21] referiram que, embora a prevalência da osteoporose aumente entre os idosos e após a menopausa, a revisão da literatura e uma análise descritiva separada da sua série de pacientes não proporcionam uma base teórica ou prática convincente para considerar a osteoporose como um fator de risco para os implantes dentários osseointegrados. É importante que o planeamento do tratamento para a terapia com implantes dentários se baseie numa avaliação local do potencial local da cirurgia. Este estudo indica que a taxa de insucesso dos implantes não está correlacionada com a idade, o sexo.

19. **Weyant R. J et al (1993)**[99] efectuaram uma avaliação das taxas de sobrevivência e do agrupamento de fracassos de implantes endósseos dentro de cada doente. Afirmou que quando os implantes falham, fazem-no logo após a colocação e a probabilidade de falha diminui de forma constante desde a implantação até aos primeiros anos de pós-operatório. Estes resultados também sugeriram a existência de factores sistémicos que afectam a sobrevivência de todos os implantes num determinado doente e podem levar a falhas múltiplas dos implantes. Os resultados também mostraram que os implantes de titânio puro tinham melhores taxas de sobrevivência a curto prazo, mas piores taxas de sobrevivência a longo prazo, quando comparados com os implantes que tinham outra forma de revestimento de superfície.

20. **Salonen Maarit A M et al (1993)**[80] descreveram que a explicação mais suspeita para as falhas que ocorreram no prazo de 3 meses após a colocação do implante foi o sobreaquecimento dos tecidos durante a cirurgia. Outras complicações durante a

cirurgia foram um cilindro ósseo central dispendioso em implantes ITI mais antigos ou problemas na obtenção de estabilidade primária. As complicações protéticas que envolveram a instabilidade da fixação de semi-precisão entre o dente e o implante e a carga oclusal prematura foram as causas dos insucessos que ocorreram mais tarde.

21. **Bruggenkate Christaan M.ten et al (1993)** relataram dois casos de hemorragia do assoalho da boca após perfuração do córtex lingual da mandíbula na região do canino durante a preparação do local do implante. A hemorragia pode ser imediata ou tardia. A causa provável em ambos os pacientes, relatada neste estudo, é a transecção ou laceração da artéria sublingual ou de um ramo dessa artéria. É de salientar que o conhecimento, o reconhecimento e o tratamento efetivo desta complicação são essenciais.

22. **Jemt Torsten et al (1993)**[43] estudaram que foram removidas mais próteses na maxila do que na mandíbula. A razão mais comum para a remoção de próteses foi a fratura das facetas de resina, uma vez. As fracturas dos parafusos dos pilares foram observadas com cantilevers longos e extensão dos implantes. Em média, perdeu-se 0,5 mm de osso à volta dos implantes na maxila, em comparação com 0,6 mm na mandíbula. Foi perdido mais osso à volta dos implantes que suportavam próteses que incluíam o canino. O principal problema clínico estava relacionado com fracturas por fadiga do material de revestimento de resina. Também foram observados parafusos de liga de ouro soltos.

23. **Morgan M.Jane et al (1993)**[60] efectuaram um estudo sobre a causa da falha mecânica do componente de fixação de implantes dentários. A superfície de cinco espécimes clínicos que tinham fracturado foi comparada com a de novos espécimes fracturados em laboratório sob cargas monotónicas e cíclicas. A microscopia eletrónica de varrimento revelou estrias nas superfícies fracturadas dos espécimes clínicos, semelhantes às estrias nos espécimes fracturados em laboratório. A fratura pode ser o resultado de três condições. (1). O osso é reabsorvido da região coronal da fixação, (2). A perda óssea estende-se até um nível que corresponde à extremidade do parafuso do pilar, (3). O canto agudo na raiz de uma rosca cria uma área de concentração de tensão significativa, proporcionando um local ideal para a iniciação e propagação de fissuras. A maioria das fracturas ocorreu a um nível correspondente à extremidade do parafuso do pilar.

24. **Berberi Antoine et al (1993)**[14] apresentaram um caso de parestesia lingual após a colocação cirúrgica de implantes que não ocorre frequentemente. Neste relatório, dois implantes não se encontravam no eixo do rebordo, mas sim estendidos para a região lingual. A causa pode ser o facto de existirem variações no trajeto do nervo lingual numa percentagem significativa da população.

25. **Ellies Leslay G et al (1993)**[27] afirmam que o traumatismo de ramos do nervo mandibular pode ocorrer durante procedimentos cirúrgicos orais e resultar em vários graus de alteração da sensibilidade. Uma vez que a cirurgia de implantes mandibulares envolve a elevação do retalho mucoperiosteal e a remoção de osso durante a preparação do local, são de esperar complicações que envolvam alterações da sensibilidade. Com base nas evidências actuais, concluiu que a complicação da alteração da sensibilidade ocorrerá em 35% a 40% dos pacientes com implantes mandibulares.

26. **Weyant Robert J (1994)**[99] investigou a associação das caraterísticas do paciente e do prestador de serviços no desempenho dos implantes dentários e nas probabilidades de sobrevivência. Tanto o estado clínico do paciente como a lesão traumática do osso na altura da cirurgia estavam relacionados com a probabilidade de sobrevivência do implante. O álcool e o tabaco parecem ser factores de risco para uma má cicatrização dos implantes. Sugere-se também que a experiência do prestador de serviços pode desempenhar um papel nos resultados dos implantes.

27. **Carlson Bill, et al (1994)**[17] afirmou que as complicações variavam muito - desde um simples ajuste até à reconstrução completa da prótese. As complicações mais comuns observadas estavam relacionadas com a parte de resina acrílica das próteses, incluindo os ajustes das superfícies oclusais de resina acrílica. A frequência foi maior nas próteses maxilares do que nas mandibulares e nas próteses fixas e removíveis de arcada completa do que nas próteses unitárias e nas próteses parciais fixas. As perdas de implantes foram raras.

28. **Shackleton J.L. et al (1994)**[85] compararam a taxa de sobrevivência de próteses fixas suportadas por implantes com o comprimento dos segmentos do cantilever posterior das próteses entre pacientes num grupo de tratamento precoce. Com a análise de sobrevivência, foi demonstrado que as próteses com comprimentos de cantilever de 15 mm sobreviveram significativamente melhor do que as próteses com

comprimentos de cantilever superiores a 15 mm. O comprimento do cantilever foi relacionado com a perda óssea marginal à volta dos implantes.

29. **Jemt Torsten et al (1994)**[46] efectuou um estudo prospetivo e concluiu que a taxa de sucesso cumulativo para a prótese foi de 94,8% e para os implantes foi de 93,3%. A maioria das próteses perdidas que falharam eram suportadas por apenas dois implantes, havendo uma tendência para mais problemas mecânicos, como fracturas e parafusos soltos, nas próteses suportadas por dois implantes, em comparação com as próteses suportadas por mais implantes. Foram frequentemente observadas fracturas das facetas de resina acrílica e de resina composta.

30. **Hemmings Kenneth W et al (1994)**[36] compararam a sobredentadura com a prótese fixa em situações de desdentados mandibulares e concluíram que a sobredentadura apresentava menos complicações e requisitos de manutenção do que a prótese fixa. A inflamação ou hiperplasia da mucosa peri-implantar, a fratura do pilar e do parafuso de ouro e a falha do componente de resina acrílica foram complicações mais frequentes na prótese fixa do que na sobredentadura. A fratura ou afrouxamento do clip e o revestimento foram requisitos de manutenção limitados às próteses sobre implantes.

31. **Mombelli A et al (1995)**[58] realizaram um estudo para determinar a presença de agentes patogénicos periodontais suspeitos na microflora peri-implantar de implantes osseointegrados expostos 3 e 6 meses ao ambiente oral de pacientes previamente tratados para a doença periodontal e concluíram que o conceito de que a microflora presente na cavidade oral antes da implantação determina as composições da microflora recém-estabelecida nos implantes. Em geral, o Fusobacterium spp. foi o microrganismo mais frequentemente observado e o Actinomycetem comitans foi o microrganismo menos frequentemente observado. Os microrganismos orais, tais como Fusobacterium nucleatum ou P. Intermedia, P. gingivalis, C. Rectus. Actinomycetem comitans são os agentes patogénicos normais na condição de doença periodontal. Os pacientes deste estudo mostraram uma elevada prevalência peri-implantar de patogénios periodontais putativos anaeróbios 3 a 6 meses após a exposição dos implantes ao ambiente oral.

32. **Starck William J et al (1995)**[91] apresentou um relato de caso e concluiu que a perda tardia de implantes endósseos inicialmente integrados tem sido geralmente atribuída

à sobrecarga do implante, frequentemente resultante de uma conceção inadequada da prótese. A colocação de implantes raramente é contra-indicada por doença sistémica preexistente e não foram relatados na literatura casos de falha de implantes induzida por medicação. Relatou um caso em que um doente perdeu cinco implantes que tinham sido osseointegrados com sucesso e tinham sido restaurados com próteses inferiores aproximadamente 6 meses após a terapia com difosfonatos para a osteoporose. Foi demonstrado que interrompe a ativação e/ou a renovação óssea (remodelação), o que, combinado com o aumento das cargas fisiológicas, contribuiu para a perda abrupta de implantes que tinham sido integrados com sucesso durante um período de 1 ano e meio.

33. **Regev Eran et al (1995)**[75] afirmaram que os implantes numa maxila enxertada que se opõe a uma dentição natural podem ter um risco acrescido de fracasso. A dor óssea crónica é possível após a implantação posterior e pode exigir a remoção dos implantes osseointegrados. Quando a dor crónica no seio maxilar e a infeção persistem após a cirurgia de elevação do seio, deve ser considerada a presença de aspergilose. A exposição prematura das membranas de barreira utilizadas em conjunto com o enxerto sinusal pode causar a contaminação do enxerto e a sua eventual perda.

34. **Hutton John .E et al (1995)**[39] estudaram que o risco de insucesso do tratamento de sobredentadura era muito (nove vezes) maior para os maxilares do que para as mandíbulas. Este estudo encontrou uma tendência para o aumento da falha do implante com o aumento da idade. Os homens registaram menos falhas de implantes do que as mulheres. A arcada dentária não foi um fator de previsão significativo do insucesso dos implantes. O risco de fracasso para os implantes colocados em osso de quantidade 4 foi muito maior do que para os implantes nos outros três grupos de qualidade óssea. A presença de dentes mandibulares está frequentemente associada a uma reabsorção maxilar mais grave. Este facto coloca os implantes maxilares em maior risco devido à fraca quantidade de osso associada.

35. **Rangert Bo et al (1995)**[74] realizaram um estudo clínico retrospetivo e concluíram que 90% das fracturas ocorreram na região posterior, 77% das próteses eram suportadas por um ou dois implantes, que estavam expostos a uma combinação de ampliação de carga em cantilever e bruxismo ou forças oclusais pesadas. Concluiu-se que as próteses suportadas por um ou dois implantes e que substituem dentes

posteriores ausentes estão sujeitas a um risco acrescido de sobrecarga. Descreveu que as fracturas foram encontradas na região pré-molar/molar, na qual o nível de carga per se é elevado e o movimento bucolingual da mandíbula e a orientação das cúspides geram forças dirigidas lateralmente. O facto de a maxila estar mais predisposta à fratura do implante pode dever-se ao facto de o seu osso ser mais fraco, o que leva à perda de osso com cargas elevadas, com o subsequente aumento dos movimentos de flexão nos implantes.

36. **Rothman Stephen L.G et al (1995)**[79] apresentou dois casos envolvendo um início súbito de dor na mandíbula. O exame tomográfico computorizado revelou que a dor era causada por uma fratura de stress da mandíbula. Sugeriu também que o exame de ossos nucleares pode ser útil no diagnóstico de fracturas ósseas relacionadas com implantes que ocorram após a cicatrização completa das feridas da cirurgia de implantes, mas não no período pós-operatório imediato.

37. **Balshi Thomas J (1996)**[8] analisou as causas das fracturas dos implantes como sendo Defeitos na conceção ou no material do implante, ajuste não passivo da estrutura da prótese, sobrecarga fisiológica ou biomecânica. Uma estrutura protética mal ajustada pode resultar numa carga de cisalhamento constante sobre o implante, predispondo-o à fratura. O afrouxamento do(s) parafuso(s) no componente supra-implantar, a flexão, combinada com a tensão axial ou a compressão e a torção, também podem causar a fratura do implante. A sobrecarga pode ter origem principalmente em duas áreas: os hábitos parafuncionais e a conceção da prótese, que podem resultar numa sobrecarga de flexão que pode levar à fratura do implante. O hábito parafuncional é o principal fator etiológico da fratura do implante.

38. **Piattelli A et al (1996)**[71] , os autores relataram os achados histológicos de cinco implantes osseointegrados, removidos por fracasso, em quatro pacientes. Em alguns dos implantes estava presente um tecido conjuntivo fibroso, interposto entre o implante e o osso: neste tecido era possível encontrar células epiteliais, mesmo na parte mais apical do implante. Estas caraterísticas parecem ser a marca registada dos implantes que falharam devido a trauma cirúrgico ou à inserção em locais inadequados para tal tratamento. Num dos casos, existia um espaço entre a restauração protética e o pilar, facto que pode ter contribuído para a falha do implante. Em alguns

casos, não é possível reconhecer os factores etiológicos exactos das falhas e, além disso, é possível uma associação entre os dois tipos, infecioso e traumático.

39. **Haas Robert et al (1996)**[35] efectuaram um estudo retrospetivo para examinar uma possível correlação entre o tabagismo e o aparecimento de peri-implantite. As observações clínicas e radiológicas dos implantes foram comparadas com as de um grupo de pacientes não fumadores. Na maxila, os valores para a profundidade da bolsa peri-implantar, o índice de hemorragia peri-implantar e a reabsorção óssea peri-implantar foram significativamente piores no grupo de fumadores. O grupo de fumadores apresentou uma pontuação mais elevada no índice de hemorragia, na profundidade média da bolsa peri-implantar, no grau de inflamação da mucosa pré-implantar e na reabsorção óssea nascida, discernível radiologicamente, mesial e distal ao implante. A maior taxa de insucesso foi encontrada na região posterior da maxila, enquanto a menor taxa de insucesso foi observada na região anterior da mandíbula. Se a absorção local de componentes do fumo do cigarro tivesse uma influência decisiva na falha dos implantes, isso poderia explicar as taxas mais baixas de implantes mandibulares em fumadores. Isto deve-se possivelmente ao facto de esta área estar de certa forma protegida pela língua. Estes resultados confirmam que os fumadores tratados com implantes dentários têm um maior risco de desenvolvimento de peri-implantite.

40. **Blomqvist, J.E et al (1996)**[15] realizaram um estudo retrospetivo em 49 pacientes que receberam aumento de enxerto ósseo nos seios maxilares em conjunto com a inserção de implantes, e concluíram que a qualidade óssea, avaliada por osteometria e testes hematológicos e urinários selecionados, influencia a integração de implantes, e que esses dados podem ser úteis em termos de prognóstico. A densidade relativa da massa óssea (BMD%) diferiu significativamente entre estes pacientes, quando comparados com pacientes do grupo de controlo com a mesma idade e sexo, que receberam o mesmo tratamento reconstrutivo. Outros parâmetros testados não demonstraram diferenças significativas. Para além das complicações locais, as doenças gerais, como a osteoporose, devem ser consideradas nos casos de perda excessiva de implantes.

41. **Kan Joseph Y.K et al (1997)**[49] relataram várias complicações associadas a cirurgias de transposição do nervo lateral; estas incluem osteomielite, perda de implantes, hemorragia profusa e perturbação neurossensorial prolongada. Este relatório descreve

um paciente que sofreu uma fratura mandibular após a colocação de implantes endósseos em conjunto com a transposição do nervo alveolar inferior. A remoção da placa cortical vestibular pode enfraquecer a mandíbula proporcionalmente mais do que a remoção da placa cortical lingual. Além disso, a colocação de implantes endósseos num local tão comprometido pode criar uma concentração de tensão adicional e fraqueza na área, o que também aumentará a probabilidade de fratura.

42. **Mordenfeld Arne et al (1997)**[59] descreveram que a colocação de implantes na região inter-foraminal da mandíbula edêntula é considerada um procedimento tecnicamente descomplicado, mas alguns autores relataram hemorragia com risco de vida durante ou logo após a colocação de implantes na mandíbula anterior, causada pela perfuração lingual do osso cortical. A hemorragia no pavimento da boca pode ter origem na artéria lingual, na artéria facial ou num dos seus ramos. Neste caso, a colocação do implante causou hemorragia arterial e subsequente obstrução das vias respiratórias com risco de vida.

43. **Allen P.F, McMillan (1997)**[3] avaliaram a natureza, o momento e a frequência das complicações associadas à terapia com implantes e avaliaram a manutenção do implante. O problema mais significativo encontrado durante a cirurgia da fase 1 foi a presença de defeitos intra-ósseos após a reflexão do retalho buco-periosteal, como concavidades ósseas ou irregularidades do contorno da crista alveolar, que resultaram na exposição das roscas do implante, quer apicalmente quer coronalmente. Ocorreram infecções, perda de acessórios e disestesia oral após a cirurgia da fase 1. Após a cirurgia da fase 2, verificou-se a perda de acessórios e hiperplasia gengival. Os acessórios perdidos resultaram de infeção do local da ferida após a cirurgia, o que provavelmente comprometeu a osseointegração dos acessórios. A disestesia ocorreu quase na mandíbula num período transitório de 2 a 3 semanas, sem qualquer relato de disestesia permanente.

44. **Behneke Alexandra et al (1997)**[13] observaram que haverá uma perda óssea média de 0,7 mm entre a colocação e o tratamento protético. Durante a fase de carga funcional, a reabsorção óssea aumentou ligeiramente. Em comparação com o valor do ano anterior, o aumento anual foi significativo. Os defeitos ósseos angulares podem ser identificados como sendo responsáveis pelo aumento da reabsorção óssea total. Existe uma relação entre o volume do líquido crevicular e a reabsorção óssea.

45. **Kan Joseph Y.K et al (1997)**[48] efectuaram um estudo retrospetivo que avaliou a disfunção neurosensorial e a taxa de sucesso dos implantes associados a 64 implantes colocados em 15 pacientes após a transposição do nervo alveolar inferior. As cirurgias de transposição do nervo alveolar inferior envolvem normalmente um certo grau de fração e/ou pressão sobre o feixe neurovascular. As fibras nervosas sensoriais alfa são as mais susceptíveis a este tipo de insulto, que se manifesta frequentemente como perturbações neurosensoriais. Foram registados distúrbios neurosensoriais quando os implantes são colocados na parte posterior da mandíbula, acompanhando o transposicionamento do nervo alveolar inferior. Foram registadas taxas de insucesso mais elevadas na mandíbula posterior parcialmente edêntula. A incidência global de perturbações neurosensoriais foi de 52,4%.

46. **Jisander Sven et al (1997)**[47] apresentaram um relato de caso de dezassete pacientes com cancro oral que foram tratados com radiação externa em áreas que incluíam futuros locais de implantes. Os implantes foram colocados nos maxilares irradiados, após um período médio de 88 meses. Os pacientes foram seguidos durante uma média de 21 meses após a colocação dos implantes, para acompanhamento e análise. A taxa de sobrevivência cumulativa dos implantes após 1 ano foi de 97% e 92% na mandíbula e no maxilar, respetivamente. Concluíram que as doses de irradiação utilizadas não afectaram a sobrevivência dos implantes, o que poderá ser influenciado pela adição de tratamento com oxigénio hiperbárico nos pacientes que receberam mais de 50 Gy.

47. **Esposito M et al (1997)**[30] efectuaram uma imunohistoquímica dos tecidos moles em redor de falhas tardias de implantes Branemark e concluíram que os tecidos moles em redor de implantes falhados continham um grande número de macrófagos (CD68), células HLA-DR positivas, linfócitos e plasmócitos acumulados preferencialmente na superfície do implante removido. Os PMNs foram um achado raro. Foi observado um crescimento descendente do epitélio, em alguns casos encapsulando todo o dispositivo, em secções onde foi preservada uma interface implante/tecido mole intacta. As amostras de mucosa de controlo saudáveis continham sempre células marcadas, embora em pequena quantidade, enquanto as amostras de controlo hiperplásicas apresentavam uma resposta inflamatória e imunológica intensa com numerosas células positivas e PMNs espalhados pela biópsia. Em conclusão, os implantes falhados foram caracterizados por uma resposta inflamatória crónica dos

tecidos circundantes com macrófagos como o tipo de células marcadas predominante, enquanto os tecidos hiperplásicos em torno de implantes estáveis foram distinguidos por um processo inflamatório agudo. Estes resultados sugerem que é pouco provável que uma infeção em curso seja o fator etiológico das falhas tardias dos implantes dentários.

48. **Scurria Mark S et al (1998)**[83] apresentou um estudo retrospetivo que afirmava que os implantes falhados associados a uma prótese removível se destinavam originalmente a suportar uma prótese fixa - destacável, uma vez que a maioria das falhas dos implantes ocorreu antes da colocação da prótese. As conclusões deste estudo sobre a diminuição da probabilidade de sobrevivência com implantes mais curtos.

49. **Eckert SE (1998)**[24] realizou uma revisão retrospetiva e demonstrou que a sobrevivência do implante não depende da localização anatómica do implante. A perda de implantes no maxilar anterior e na mandíbula ocorre precocemente com um estado estável de sobrevivência do implante observado logo após a cirurgia de segunda fase. A perda de implantes na parte posterior da maxila e da mandíbula ocorre durante um período mais longo, sendo que a maioria das falhas tardias se deve à fratura do implante. As alterações ao desenho dos componentes das próteses sobre implantes em 1991 resultaram em melhorias significativas na sobrevivência dos implantes nas regiões posteriores, na taxa de fratura dos implantes e nas taxas de complicações protéticas.

50. **Piattelli Adriano et al (1998)**[71] apresentam um estudo de microscopia eletrónica de luz e de varrimento de quatro implantes fracturados em pacientes com hábitos parafuncionais (bruxismo), músculos mastigatórios hipertróficos e desgaste das superfícies oclusais. A superfície fracturada de todos os quatro implantes mostrou a presença de estrias de fadiga. A sobrecarga de flexão foi provavelmente criada por uma combinação de forças parafuncionais, reabsorção óssea, localização posterior do implante e diâmetro do implante.

51. **Esposito Marco et al (1999)**[28] afirmaram que a variação histopatológica dos implantes falhados pode refletir diferentes etiologias e/ou fases temporais do processo de falência. Foi ocasionalmente observado um crescimento epitelial descendente em implantes submersos assintomáticos. Os resultados histológicos, clínicos e

radiográficos em conjunto indicaram que três etiologias principais podem ter estado implicadas no processo de fracasso. A capacidade de cicatrização deficiente do local do osso hospedeiro, a rutura de uma interface osso-implante fraca após a ligação do pilar e a infeção em situações de cirurgia complicada.

52. **Askary Salam Abdal El et al (1999)**[1] . Classificaram a falha do implante em sete categorias: 1. de acordo com a etiologia, 2. de acordo com o momento da falha, 3. de acordo com a condição da falha, 4. de acordo com o pessoal responsável, 5. de acordo com o modo de falha, 6. de acordo com o tecido envolvido e 7. De acordo com a origem. Para além disso, fizeram uma revisão da literatura relativa à etiologia, classificação, gestão e tratamento das falhas de implantes. O seu artigo destacou os sinais iniciais de fracasso dos implantes com uma visão de alguns casos clínicos em termos de classificação e graus de fracasso dos implantes. Por fim, é formulada uma lista de controlo de fracasso dos implantes dentários para orientar o profissional na definição da causa do fracasso dos implantes. A definição de fracasso dos implantes é apresentada em termos de implantes doentes, fracassados, falhados e sobreviventes, e são delineados os tratamentos e disposições adequados.

53. **Goodacre Charles. J et al (1999)**[34] concluíram que ocorreu uma maior perda de implantes com próteses sobredentadas do que com outros tipos de próteses. Registou-se uma maior perda na maxila do que na mandíbula com próteses completas fixas e sobredentaduras, ao passo que se observou pouca diferença entre as arcadas com próteses parciais finas. A perda de implantes aumentou com implantes curtos e má qualidade óssea. O tempo de perda do implante (pré-protético vs pós-protético) variou consoante o tipo de prótese. As complicações cirúrgicas incluíram distúrbios neurosensoriais, hematoma, fratura mandibular, hemorragia e desvitalização dentária. Foram identificadas alterações ósseas marginais iniciais e a longo prazo. As complicações dos tecidos moles peri-implantares incluíram deiscência, fístulas e inflamação/proliferação gengival. As complicações mecânicas foram o afrouxamento/fratura do parafuso, fracturas do implante, fracturas da estrutura, da base de resina e do material de revestimento, fracturas da prótese oposta e problemas de retenção mecânica da sobredentadura. Alguns estudos também apresentaram complicações fonéticas e estéticas.

54. **Esposito Marco et al (1999)**[29] , efectuaram uma revisão da literatura para o diagnóstico diferencial de complicações biológicas e implantes falhados. Foram incluídos todos os tipos de publicações, com exceção dos resumos, publicados em inglês até dezembro de 1998. As bases de dados também incluem artigos obtidos a partir do programa do grupo de saúde oral de revistas pesquisadas manualmente. Além disso, o PubMed foi pesquisado de forma independente para qualquer tipo de estudo pertinente ao recurso "artigos relacionados". Discutiram a definição e a etiopatogénese dos fracassos dos implantes. Concluíram que a infeção, a cicatrização prejudicada e a sobrecarga são os principais factores etiológicos para a perda de implantes orais. E analisaram o diagnóstico diferencial das complicações ou falhas biológicas sob o título de, 1. Antes da colocação das próteses, 2. Após a colocação das próteses. Sugeriram a manutenção dos implantes sob os títulos de 1. medidas preventivas, 2. medidas terapêuticas.

55. **Palmer Richard et al (1999)**[67] , sugeriram um tratamento higiénico de rotina de acordo com as necessidades individuais. Em cada consulta de reavaliação, devem ser revistos os seguintes aspectos1. Condição das próteses/restaurações, 2. retenção do parafuso e cimentação da coroa, 3. ligação do pilar, 4. estado dos tecidos moles, 5. avaliação radiográfica. Também discutiram a gestão de outras complicações específicas. E concluíram que a falha dos componentes do implante, como a retenção e os parafusos do pilar que se soltam repetidamente, sugere uma superestrutura de restauração mal ajustada ou uma carga excessiva. As complicações dos tecidos moles, como o crescimento excessivo dos tecidos moles, as deficiências dos tecidos moles, a inflamação/infeção persistente e a proliferação dos tecidos moles, podem ocorrer sob as barras de suporte das próteses sobredentadas.

56. **Koch J Paul et al (1999)**[69] analisou a literatura disponível e resumiu os efeitos de várias doenças sistémicas, considerações nutricionais, tabagismo, consumo, idade, exercício e irradiação no sucesso dos implantes dentários. Resumiu que a deficiência de vitamina D afectaria a densidade óssea e a resposta óssea à cirurgia de implantes dentários. A história de tabagismo aumentou as complicações peri-implantares e uma maior incidência de implantes perdidos, com uma história de abuso de álcool.

57. **Brocard Danial et al (2000)**[16] concluíram que a taxa de sucesso dos implantes colocados em arcadas completamente edêntulas diminuía consideravelmente entre 5

e 7 anos. Existia uma correlação significativa entre os insucessos e a presença de próteses amovíveis. No entanto, as taxas de sucesso cumulativas diminuíram ligeiramente entre 6 e 7 anos. Esta diminuição envolveu mais particularmente implantes colocados em pacientes mais velhos ou com manutenção periodontal, bem como implantes localizados em arcadas completamente edêntulas.

58. **Eckert Steven E et al (2000)**[25] observou que as fracturas de implantes ocorreram a taxas semelhantes na maxila e na mandíbula. As fracturas de implantes ocorreram mais frequentemente em restaurações parcialmente edêntulas do que em restaurações de arcadas completamente edêntulas, e as fracturas ocorreram com implantes roscados comercialmente puros de 3,75 mm de diâmetro. O afrouxamento do parafuso protético ou do pilar precedeu a fratura do implante na maioria dos implantes.

59. **Waloton N Joanne (2000)**[98] realizou um estudo prospetivo sobre a alteração da sensação associada aos implantes na mandíbula anterior. Foram administrados testes objectivos e subjectivos antes e em intervalos planeados durante 12 meses após a colocação de 2 implantes na mandíbula anterior. Concluíram que aproximadamente 24% dos indivíduos podem reportar alterações de sensibilidade a curto prazo após a cirurgia de implantes na mandíbula anterior.

60. **Olson John W et al (2000)**[66] estudaram o facto de a duração da Diabetes Mellitus também ter um efeito no sucesso/insucesso dos implantes. O insucesso do implante teve uma associação estatisticamente significativa com um aumento dos anos de historial diabético. Na Diabetes Mellitus tipo 2, pode postular-se que um aumento da doença microvascular tenha contribuído para o insucesso do implante. Verificou-se que o comprimento do implante tem uma relação estatisticamente significativa com o sucesso/insucesso do implante, na medida em que os implantes mais compridos registaram menos insucessos.

61. **Kronstrom Mats et al (2001)**[52] realizaram um estudo retrospetivo para identificar vários factores explicativos associados aos implantes dentários de titânio. Foram estudados quarenta indivíduos com implantes dentários de titânio não osseointegrados na fase 1 e indivíduos de controlo com implantes dentários de titânio osseointegrados com sucesso. Foram estudados os dados clínicos e os títulos de anticorpos de imunoglobulina gama G. Foram encontradas diferenças estatisticamente significativas na forma do osso e nas pontuações de reabsorção entre os dois grupos.

E concluíram que a avidez dos anticorpos contra B forsythus e o título de anticorpos contra S. aureus eram os dois factores mais importantes associados a falhas precoces dos implantes. Isto parece indicar que os factores imunológicos estão envolvidos na osseointegração. Neste estudo, a má qualidade óssea, a estabilidade inicial do implante, o trauma cirúrgico e os hábitos tabágicos não foram os factores mais importantes associados a falhas precoces dos implantes.

62. **Kiener Peter et al (2001)**[50] , o seu estudo teve como objetivo avaliar as complicações protéticas com próteses sobre implantes na maxila. Todas as complicações protéticas encontradas foram classificadas como relacionadas com: 1. componentes do implante e dispositivos de ancoragem, 2. falhas mecânicas e estruturais das próteses, 3. ajustes relacionados com a prótese. O achado mais frequente foi o reaperto do parafuso da barra e os ajustes dos retentores da barra. A reparação de próteses não foi frequente e esteve sobretudo relacionada com dentes partidos. A irritação da mucosa e a necessidade de ajuste oclusal foram os achados mais frequentes no primeiro ano. Concluíram que as próteses sobrepostas maxilares planeadas suportadas por implantes são uma modalidade de tratamento bem sucedida a curto prazo.

63. **Testori Tiziano et al (2001)**[93] efectuaram um estudo clínico prospetivo multicêntrico do implante de osseotite. O implante de osseotite incorpora uma textura de superfície preparada por um processo de condicionamento ácido duplo térmico da superfície do implante de titânio com ácido clorídrico e sulfúrico. Em 4 centros de estudo, foram colocados consecutivamente 485 implantes de osseotite em 181 pacientes, tanto na mandíbula como na região posterior do maxilar. Foi efectuada uma avaliação provisória aos 4 anos. Todas as falhas de implantes ocorreram antes da carga e foram categorizadas como falhas precoces de implantes. A maioria das taxas de insucesso dos implantes está relacionada com osso de má qualidade e carga oclusal mais elevada. Existe uma tendência para os implantes de superfície maquinada de comprimento mais curto falharem mais frequentemente do que os implantes mais compridos. Este facto não foi observado para os implantes mais curtos neste estudo. É possível que a diferença na resposta biológica entre a superfície maquinada do implante e a superfície microtexturizada seja responsável pela diferença nas taxas de sobrevivência dos implantes curtos.

64. **Eckert Steven E et al (2001)**[26] descreveram que a taxa de sobrevivência mais baixa para o implante MK II de forma larga incluía a inexperiência com o implante que levou a complicações cirúrgicas, a contaminação do implante que impediu a integração normal, a carga transmucosa inadvertida que interferiu com o período de cicatrização indesejável, o aumento do diâmetro do implante que invadiu o volume crítico do osso hospedeiro para estabelecer e manter a integração e factores protéticos que levaram a uma falha na manutenção da osteointegração. Foram avaliadas as relações entre a sobrevivência do implante e a localização do implante, o historial de consumo de tabaco, o consumo atual de tabaco, o enxerto sinusal, o bruxismo e a terapia do canal radicular. Concluíram que o implante MK II de plataforma larga utilizado neste grupo populacional estava associado a uma elevada taxa de insucesso, mas a taxa de insucesso não estava relacionada com quaisquer factores de risco específicos analisados.

65. **Niamtu Joseph, Richmond (2001)**[64] apresentaram um caso de obstrução quase fatal da via aérea secundária a hemorragia sublingual e hematoma. O assoalho da boca contém ramos das artérias submentoniana, sublingual e milo-hióidea. Se o córtex mandibular lingual for perfurado, isso pode levar a complicações potencialmente fatais, como hemorragia grave com hematoma enorme, que ocorre devido a lesões iatrogénicas no pavimento da boca, que podem ser provenientes de qualquer uma das artérias submentais, sublinguais e milo-hioides, como resultado de brocas e discos dentários mal direcionados.

66. **August Meredith et al (2001)**[6] estudaram o efeito do estado de estrogénio na pós-menopausa na cicatrização de implantes comprometidos e descobriram que na maxila, mas não na mandíbula. As mulheres pós-menopáusicas não suplementadas apresentaram a taxa de insucesso mais elevada. Embora não se tenha registado uma diferença estatística. A ERT (Terapia de Substituição de Estrogénio) reduziu a taxa de insucesso maxilar em 41%. Estes resultados sugerem que a deficiência de estrogénio e as alterações ósseas resultantes associadas à menopausa podem ser factores de risco para a falha de implantes endósseos na maxila.

67. **Vehemente Valerie A. et al (2002)**[97] estudaram que o consumo de tabaco estava estatisticamente associado a um risco acrescido de insucesso. Um implante de uma fase foi associado a um risco acrescido de fracasso. Espera-se o pior resultado dos

fumadores que se submetem a um procedimento de colocação de implantes de uma só fase.

68. **Chuang S.K et al (2002)**[20] efectuaram um estudo para identificar os factores de risco associados ao insucesso dos implantes de uma forma estatisticamente válida e eficaz. Os utilizadores de tabaco, o comprimento mais longo do implante, a colocação imediata do implante após a remoção do dente ou do implante, o estadiamento do implante e o tamanho mais largo da cavidade foram significativamente associados ao insucesso do implante.

69. **Becktor. P. Jonas et al (2002)**[11] sugeriram que um fator causal do insucesso precoce dos implantes é a influência traumática da arcada oposta durante o período de cicatrização dos enxertos ósseos e implantes. O insucesso dos implantes ocorre a uma taxa mais elevada quando a oclusão oposta não está bem distribuída, pelo que pode ser apropriado sugerir que os pacientes que foram submetidos a um procedimento de enxerto ósseo e tratamento com implantes na maxila não devem usar uma prótese provisória durante o período de cicatrização. O enxerto ósseo autógeno com colocação de implantes acarreta um maior risco de fracasso do implante do que a colocação de implantes sem procedimentos de enxerto. Uma concentração desfavorável de forças no maxilar pode contribuir para um risco acrescido de fracasso do implante. Se for necessário um enxerto na maxila edêntula, devem ser feitos todos os esforços para criar uma oclusão favorável na mandíbula, prestando atenção à ampla distribuição dos contactos oclusais.

70. **Person Berglund T et al (2002)**[70] efectuou uma revisão sistémica da incidência de complicações biológicas e técnicas em implantologia dentária relatadas em estudos longitudinais prospectivos de, pelo menos, 5 anos. As complicações foram classificadas em 9 categorias: 1) Perda do implante antes da carga, 2) Perda do implante durante a função, 3) Perturbação sensorial persistente, 4) Complicações dos tecidos moles que requerem terapia, 5) Peri-implantite, 6) Perda óssea crestal, 7) Fratura do implante, 8) Complicações relacionadas com os componentes do implante, 9) Complicações relacionadas com as superestruturas.

71. **Steenberghe Daniel van et al (2002)** avaliaram o impacto relativo dos factores locais e endógenos relacionados com o paciente na falha do implante. O estudo incluiu um grupo de 399 pacientes, com um total de 1263 implantes. O estudo centrou-se

principalmente em factores endógenos, como a hipertensão, a osteoporose, a função hipo ou hipertiroideia, a quimioterapia, a diabetes tipo I ou II, a doença de Crohn, alguns factores locais (por exemplo, a qualidade do osso, o motivo da perda de dentes) e a violação da esterilidade durante a cirurgia. A razão da perda de dentes, hábitos tabágicos, radioterapia e outros factores ósseos locais (qualidade e quantidade óssea) foram também registados. As falhas dos implantes foram registadas até à conexão do pilar. Factores gerais como o tabagismo intenso, a quimioterapia e a má qualidade óssea aumentaram a taxa de insucesso dos implantes. A radioterapia, o volume ósseo limitado e a claustrofobia, que levou à violação das regras pré-operatórias rigorosas de assepsia, pareceram ser os factores locais mais relevantes para as falhas precoces dos implantes.

72. **Schwartz-Arad Devorah et al (2002)**[81] estabeleceram uma relação entre as complicações dos implantes e o tabagismo, o tipo de implante (hexágono interno ou externo) e o tempo de implantação como factores significativos. Foi encontrada uma maior incidência de complicações no grupo de fumadores, especialmente em implantes que tinham um parafuso de cobertura alto. A maioria das complicações não conduzirá ao insucesso. Os implantes imediatos falharam com menos frequência do que os implantes não imediatos. Limitar ou reduzir os hábitos tabágicos irá diminuir as complicações dos implantes dentários endósseos.

73. **Goodacre Charles J et al (2003)**[33] efectuou um estudo para identificar os tipos de complicações que foram relatadas em conjunto com implantes de forma de raiz endóssea e próteses de implantes associadas. As complicações foram divididas em 6 categorias, tais como: 1. cirúrgicas, 2. perda de implante, 3. perda óssea, 4. tecido mole peri-implantar, 5. mecânicas, e 6. estéticas / fonéticas.

74. **McDecdermott Nancy E et al (2003)**[56] realizaram um estudo com o objetivo de identificar os tipos, frequências e factores de risco associados a complicações após a colocação de implantes dentários. Fumar na altura da colocação do implante, utilizar procedimentos reconstrutivos e implantes de 1 fase foram estatisticamente associados a um risco acrescido de complicações gerais do implante. As complicações dos implantes foram categorizadas como complicações inflamatórias, complicações protéticas e complicações operatórias. As complicações inflamatórias incluem

mobilidade, infeção, dor, peri-implantite e atraso na cicatrização da ferida, recessão gengival.

75. **Dennis Flanagan (2003)**[22] estudou as três artérias que fornecem o maior suprimento de sangue à mandíbula e que são importantes para a implantologia dentária. São elas as artérias lingual, facial e alveolar inferior. Uma perfuração do córtex facial ou lingual da mandíbula e o corte de um ramo de uma destas artérias durante uma osteotomia pode resultar numa situação de risco de vida.

76. **Duncan Jacqueline P et al (2003)**[23] afirmou que as complicações nos pacientes edêntulos incluíam a fratura dos dentes da prótese, a fratura da prótese maxilar e o afrouxamento do parafuso oclusal. Os problemas com a prótese eram muito comuns nos pacientes completamente desdentados, possivelmente em resultado do aumento da força de mordida ou de uma técnica laboratorial inadequada. As fracturas dentárias foram mais frequentes nos homens do que nas mulheres. As complicações foram associadas a procedimentos laboratoriais e não ao próprio sistema de implantes.

77. **Isaacson Timothy J (2004)**[40] apresentou um caso de hematoma sublingual durante a colocação de um implante dentário endósseo mandibular. Trata-se de uma complicação rara, mas potencialmente fatal. A causa mais provável é a hemorragia resultante da perfuração do córtex lingual e da violação de um dos ramos das artérias sublingual ou facial. A anatomia da região inferior da mandíbula anterior torna-a vulnerável à perfuração, especialmente em casos de atrofia ou de aumento do comprimento dos implantes dentários. Os autores concluíram que a artéria submental ou a sua artéria facial mãe deve ser ligada primeiro. Se isto não conseguir controlar a hemorragia, então a artéria lingual deve ser ligada. O cirurgião deve ser capaz de gerir os problemas agudos das vias respiratórias que podem resultar desta complicação.

78. **Shin Sang-wan et al (2004)**[86] efectuaram um estudo retrospetivo e concluíram que o rácio entre o volume do implante e o volume ósseo remanescente era o indicador mais significativo de insucesso do implante. A remoção de osso esponjoso durante a colocação dos implantes de diâmetro largo pode ter tido tendência para invadir um volume relativo crítico de osso esponjoso necessário para o metabolismo e remodelação normais do osso para alcançar e manter a osteointegração. A falha do implante oral posterior foi significativamente prevista tanto pelo rácio relativo do

volume do implante como pelo rácio relativo do volume do implante em relação ao volume ósseo.

79. **Becktor JP, et al (2004)**[12] comparou a sobrevivência dos implantes em maxilares edêntulos enxertados e não enxertados e concluiu que as taxas de sobrevivência dos implantes eram inferiores nos maxilares enxertados em comparação com os maxilares não enxertados. A maioria das falhas de implantes ocorreu antes da carga da prótese. Na região anterior dos maxilares, a sobrevivência em ambos os grupos estava diretamente relacionada com o volume de osso que existia antes do tratamento.

80. **Laine Pekka et al (2005)**[54] efectuaram um estudo sobre implantes dentários falhados com resultados clínicos, radiológicos e bacteriológicos em 17 pacientes e concluíram que a razão mais importante para a falha dos implantes neste estudo foi a reconstrução protética inadequada. O uso de enxertos ósseos também aumenta o risco de falha na osseointegração. O perfil bacteriano altera-se em função do tempo de cicatrização: imediatamente após a implantação, as bactérias são semelhantes às da infeção odontogénica aguda. Mais tarde, mudam para se assemelharem às bactérias encontradas na periodontite crónica. A radiolucência à volta do acessório foi o achado radiológico mais frequente. Noventa e sete por cento das culturas bacterianas foram positivas, sendo o Streptococcus milleri a bactéria aeróbica mais comummente identificada e o Fusobacterium nucleatum a bactéria anaeróbica mais comum.

81. **Herrmann Irene et al (2005)**[37] realizaram um estudo com o objetivo de avaliar as caraterísticas do paciente, do implante e do tratamento para identificar possíveis factores de prognóstico para o insucesso do implante. A partir de uma base de dados com diferentes protocolos de tratamento de implantes dentários, foi criada uma base de dados de investigação de 1 implante selecionado aleatoriamente por paciente. Os potenciais factores de risco foram avaliados através de testes estatísticos, tendo-se concluído que foram encontradas diferenças significativas ou fortemente significativas relativamente às falhas dos implantes em resultado da qualidade do osso do maxilar, da forma do maxilar, do comprimento do implante, do protocolo de tratamento e das combinações de caraterísticas relacionadas com o osso do maxilar. As falhas de implantes foram mais frequentemente observadas quando estavam presentes factores negativos relacionados com o doente. As correlações mais importantes foram observadas em relação aos factores relacionados com o doente, tais

como a qualidade do osso maxilar e a forma do maxilar. Verificou-se uma correlação altamente significativa entre estes factores e o insucesso dos implantes. Este estudo inclui os valores como a qualidade do osso maxilar, a forma do osso maxilar, o número de implantes que suportam as restaurações, o comprimento do implante dentro dos limites da base de dados de investigação utilizada no presente estudo, os factores relacionados com o doente dominaram o risco acrescido de fracasso do implante.

82. **Chuang S.K et al (2005)**[19] confirmaram a hipótese de que o risco de fracasso dos implantes entre indivíduos é heterogéneo e identificaram vários factores de risco associados ao fracasso dos implantes. O risco de fracasso dos implantes está significativamente associado a vários factores, incluindo o consumo de tabaco, o comprimento do implante, a colocação imediata do implante, o tamanho do alvéolo e a proximidade de implantes ou dentes adjacentes.

83. **Nedir Rabah et al (2006)**[63] afirmaram que as próteses removíveis e fixas apresentavam diferentes tipos e frequências de complicações. No grupo das removíveis, os ajustamentos e as complicações previsíveis foram numerosos e recorrentes. As próteses retidas por barra tiveram menos complicações do que as retidas por bola. No grupo fixo, as complicações foram limitadas em número e não aumentaram com o tempo. As complicações restringiram-se à região posterior.

84. **Paqutte W David et al (2006)**[68] analisaram os factores de risco para o insucesso dos implantes dentários endósseos e categorizaram-nos em: 1) factores processuais e do dispositivo; 2) factores anatómicos e ósseos; 3) factores relacionados com a oclusão e a carga; 4) factores de risco sistémicos; 5) factores microbianos e imuno-inflamatórios do hospedeiro; 6) evidências sobre marcadores de risco genético para o insucesso dos implantes.

85. **Roos-Jansaker A-M et al (2006)**[77] avaliaram o resultado a longo prazo da terapia com implantes, utilizando a perda de implantes como variável de resultado. Na parte I deste estudo, observou-se que a perda de implantes apareceu de forma agrupada num pequeno número de pacientes e que as falhas precoces foram as mais comuns. Foi também observada uma relação significativa entre a perda de implantes e a perda óssea periodontal dos dentes remanescentes na colocação do implante e a periodontite parece estar relacionada com a perda de implantes. Não foi encontrada uma relação

significativa entre os hábitos tabágicos e a perda de implantes. Na Parte II deste estudo, afirma-se que, após dez anos de utilização sem tratamento de suporte sistemático, as lesões peri-implantares são uma entidade comum adjacente aos implantes de titânio. Na Parte III, os indivíduos com história de periodontite e os indivíduos que fumam têm maior probabilidade de desenvolver lesões peri-implantares.

86. **Sullivan Dominic O et al (2006)**[65] relataram um caso de uma consequência invulgar de peri-implantite e subsequente fracasso do implante num homem de 72 anos. Após a remoção do implante sem intercorrências, desenvolveu-se osteomielite no local do implante, o que enfraqueceu a mandíbula o suficiente para que ocorresse uma fratura patológica. O doente foi tratado com sucesso através da utilização de um regime de higiene oral intensivo, antibióticos e tratamento conservador. As consequências e a gestão da falha do implante foram discutidas neste artigo, juntamente com questões relacionadas com a gestão da osteomielite e da fratura óssea patológica.

87. **Chee W, et al (2007)**[18] , muitas falhas e complicações que podem ocorrer quando se utilizam implantes para suportar restaurações e que foram categorizadas sob o título de 1). Perda de integração, 2). Falhas posicionais, 3). defeitos nos tecidos moles, e 4). falhas biomecânicas. A maioria destas falhas pode ser evitada com uma seleção adequada do paciente e um planeamento do tratamento.

88. **Artigo de pesquisa na Internet, através da pesquisa no Google, sobre falhas de implantes**. Neste artigo, foram analisadas as causas das falhas de implantes sob o título

    1. Qualidade e/ou quantidade insuficiente de osso

       Apenas 3% dos acessórios colocados em osso dos tipos I, II e III foram perdidos, em comparação com uma taxa de insucesso de 35% dos implantes colocados em osso do tipo IV.

    2. Fumar cigarros

       As taxas globais de insucesso foram comunicadas como sendo de 11,28% para os fumadores em comparação com 4,76% para os não fumadores.

    3. Área edêntula

As taxas de insucesso foram mais elevadas na maxila posterior (19,1%) e na maxila anterior (16,82%), enquanto as taxas de insucesso mandibular se situaram entre 4% e 5%.

4. Saúde sistémica do doente

Estudos recentes demonstraram taxas de insucesso semelhantes entre diabéticos bem controlados e controlos não diabéticos ou taxas de insucesso apenas ligeiramente superiores nos diabéticos de tipo 2 (não dependentes de insulina).

5. Técnica cirúrgica inferior

A falha do implante pode resultar de uma irrigação inadequada do local da cirurgia ou da utilização de um binário baixo e de uma velocidade de perfuração excessiva durante a colocação. A falha resulta da elevação excessiva da temperatura no osso durante a colocação

6. Restaurações de implantes inadequadas

Oclusão traumática, implantes mal restaurados podem ter saliências ou ser demasiado contornados, o que pode levar à acumulação de placa e eventual fracasso. Sugeriram o tratamento cirúrgico para a falha do implante.

TERMINOLOGIAS

1. Falha do implante:

A falha do implante é o primeiro momento em que o desempenho do implante, medido de alguma forma quantitativa, desce abaixo de um nível especificado e aceitável. (1998)

O insucesso do implante é definido como a incapacidade total do implante para cumprir o seu objetivo (funcional, estético ou fonético) devido a razões mecânicas ou biológicas. (1999)

A falha do implante é a inadequação do tecido hospedeiro para estabelecer ou manter a osseointegração. (2002).

2. Falha iatrogénica e falha biológica:

A falha iatrogénica é caracterizada por um implante estável e osseointegrado, mas que, devido a um mau posicionamento, é impedido de ser utilizado como parte da unidade de ancoragem. (1998)

A falha biológica pode ser definida como a inadequação do tecido hospedeiro para estabelecer ou manter a osteointegração.

3. Osseointegração:

Uma das primeiras definições de osseointegração dada por Alberktsson et al; Uma ligação funcional e estrutural direta entre o osso vivo e a superfície de um implante de suporte de carga. (1998)

De acordo com Zarb e Alberktsson: A osteointegração é um processo no qual uma fixação rígida clinicamente assintomática de material aloplástico é alcançada e mantida no osso durante a carga funcional.

De acordo com o dicionário ilustrado Dorland, a osseointegração é a ancoragem direta de um implante através da formação de tecido ósseo à volta dos implantes sem o crescimento de tecido fibroso na interface osso-implante.

4. Implantes com problemas:

a) Um implante que pode demonstrar perda óssea com profundidades de sondagem clínicas mais profundas, mas que parece estar estável quando avaliado num intervalo de 3-4 meses. (1998)

b) Os implantes doentes são aqueles que apresentam uma perda óssea radiográfica sem sinais inflamatórios ou mobilidade. (1999)

5. Falha do implante:

Um implante que pode demonstrar perda óssea, aumento da profundidade de sondagem clínica, hemorragia à sondagem e supuração. A perda óssea pode ser progressiva. (1998)

Os implantes que falham caracterizam-se por uma perda óssea progressiva, sinais de inflamação e ausência de mobilidade (1999)

6. Implantes falhados:

Um implante que demonstra mobilidade clínica, uma radiolucência peri-implantar e um som surdo quando percutido. Um implante falhado não é funcional e tem de ser removido. (1998)

Os implantes falhados são aqueles com perda óssea progressiva, com mobilidade clínica e que não estão a funcionar no sentido pretendido. (1999)

7. Sobreviver aos implantes:

Sobrevivente é um termo descrito por Alberktson que se aplica a implantes que ainda estão a funcionar, mas que não foram testados em relação a critérios de sucesso. (1999).

CRITÉRIOS PARA O SUCESSO DE IMPLANTES OSSEOINTEGRADOS

A utilização de implantes osseointegrados como base para a substituição protética de dentes em falta tem-se generalizado na última década. Os estudos clínicos longitudinais registaram uma taxa de sucesso aos 10 anos que varia entre 81% e 85% para a maxila e entre 98% e 99% para a mandíbula anterior. Apesar das elevadas taxas de sucesso, ocorrem insucessos.

A análise das falhas dos implantes permite aos clínicos melhorar os resultados clínicos obtidos. Assim, torna-se obrigatório sabermos "porque" os implantes falham e qual a melhor forma de ultrapassar os problemas associados. Para facilitar a compreensão, as falhas são discutidas sob os seguintes títulos:

a) **Critérios de sucesso de implantes endósseos osseointegrados**

b) **Parâmetros utilizados para avaliar implantes falhados e com falhas,**

c) **Classificação das falhas de implantes**

d) **Gestão de falhas de implantes**

e) **Manutenção.**

CRITÉRIOS PARA O SUCESSO DE IMPLANTES OSSEOINTEGRADOS:

Os critérios de sucesso e insucesso foram definidos ao longo dos anos, mas nem todos os investigadores os utilizam. Por vezes, estes critérios são utilizados tal como foram propostos e, noutras ocasiões, são modificados. Outros investigadores criam novos critérios. Assim, é difícil fazer comparações entre estudos e, muitas vezes, é impossível tirar conclusões absolutas sobre qualquer aspeto do sucesso ou do insucesso com base num ou em alguns estudos. Se considerarmos "sucesso" como o resultado sem quaisquer efeitos adversos ou problemas, o "sucesso do implante" deve ser definido como qualquer restauração implanto-suportada em que

(1) o plano de tratamento original é executado como previsto, sem complicações,

(2) todos os implantes que foram colocados permanecem estáveis e a funcionar sem problemas,

(3) os tecidos duros e moles peri-implantares são saudáveis, e

(4) tanto o paciente como o(s) médico(s) responsável(eis) pelo tratamento estão satisfeitos com os resultados. Quando estes critérios rigorosos são utilizados, prevê-se que o sucesso do implante (ou seja, a ausência de complicações) seja apenas de cerca de 61%.

A "sobrevivência do implante", por outro lado, é simplesmente definida como qualquer implante que permaneça no local no momento da avaliação, independentemente de quaisquer sinais, sintomas ou historial de problemas. De forma clara, existem diferenças entre implantes que estão presentes e a funcionar sob uma restauração implanto-suportada e implantes que estão presentes mas não estão ligados a qualquer restauração (não estão a funcionar). Estes últimos implantes são por vezes referidos como "dormentes" e não devem ser considerados bem sucedidos apenas porque estão presentes e permanecem osseointegrados. Em vez disso, estes implantes adormecidos devem ser incluídos na discussão como "sobreviventes", mas contabilizados como "fracassos" porque não conseguiram cumprir- o tratamento originalmente planeado.

Dale E. Smith e George A. Zarb (1989) analisaram os critérios de sucesso apresentados por diferentes autores.[89]

1. SCHMTMAN E SCHULMAN (1979)

- Mobilidade inferior a l mm em qualquer direção
- A radiolucência observada radiologicamente foi classificada, mas não foi definido um critério de sucesso.
- Perda óssea não superior a um terço da altura vertical do osso.
- Inflamação gengival passível de tratamento.
- Serviço funcional durante 5 anos.

2. CHAININ, SILVER BRANCH, SHER E SALTER (1982)

- Em vigor há 60 meses ou mais

- Ausência de evidência significativa de saucerização cervical nas radiografias.
- Ausência de hemorragia de acordo com o índice de Muhelman.
- Falta de mobilidade
- Ausência de dor e sensibilidade
- Sem granulomatose pericervical ou hiperplasia gengival
- Não há evidência de alargamento do espaço peri-implantar na radiografia.

III. MCKINNEY, KOTH E STEFLIK (1984)

Critérios subjectivos:

- Ausência de função
- Ausência de desconforto
- O paciente acredita que a estética e a atitude emocional e psicológica melhoraram.

Critérios objectivos:

- Bom equilíbrio oclusal e dimensão vertical
- Perda óssea não superior a 1/3 da altura vertical do implante, ausência de sintomas e funcionalmente estável após 5 anos.
- Inflamação gengival vulnerável ao tratamento.
- Mobilidade inferior a 1 mm vestibular, mesiodistal e verticalmente.
- Ausência de sintomas e de infeção associada ao implante dentário.
- Ausência de danos no dente ou dentes adjacentes e nas suas estruturas de suporte.
- Ausência de parestesia ou violação do canal mandibular, do seio maxilar ou do pavimento da passagem nasal.
- Tecido colagénio saudável sem infiltração de polimorfonucleares.

Critérios de sucesso: Proporciona um serviço funcional durante 5 anos em 75% dos pacientes com implantes.

Critérios revistos para o sucesso do implante: {Alberktson, Zarb, Washington e Erickson (1986)}:

- Implante individual não fixado que é imóvel quando testado clinicamente.
- Radiografia que não demonstra evidência de radiolucência peri-implantar.
- Perda óssea inferior a 0,2 mm por ano após o primeiro ano de utilização do implante.
- Desempenho individual do implante que se caracteriza pela ausência de sinais e sintomas persistentes e/ou irreversíveis de dor, infecções, necropatias, parestesia ou violação do canal mandibular.

No conteúdo dos critérios mencionados, uma taxa de sucesso de 85% no final de um período de observação de 5 anos e de 80% no final de uma observação de 10 anos como critério mínimo de sucesso

O profissional individual e as agências de certificação são confrontados com uma série desconcertante de escolhas para determinar quais os sistemas de implantes que oferecem um prognóstico adequado que justifique a sua aceitação para utilização clínica. Para fazer estas selecções críticas, é essencial um conjunto de critérios de sucesso baseados em investigações científicas. Deve ter-se em consideração a avaliação dos seguintes critérios.

- Durabilidade
- Perda óssea
- Saúde gengival
- Profundidade do bolso
- Efeito nos dentes adjacentes
- Função
- Estética

- Presença de infeção, desconforto, parestesia ou anestesia
- Intrusão no canal mandibular

PARÂMETROS UTILIZADOS PARA AVALIAR IMPLANTES FALHADOS E COM FALHAS

A avaliação de uma observação clínica anedótica para uma prova científica requer uma quantificação baseada na disponibilidade de parâmetros capazes de converter impressões subjectivas em dados objectivos.

Os parâmetros, que têm sido utilizados clinicamente para avaliar as condições dos implantes, foram discutidos por Esposito et al. com a tentativa de identificar os mais fiáveis.

Os critérios de diagnóstico mais comuns utilizados para a avaliação de falhas de implantes estabelecidos (implantes falhados) são os seguintes.

a) Sinais clínicos de infeção precoce

Durante o período de cicatrização (3 a 9 meses), podem ocasionalmente estar presentes complicações como inchaço, fístulas, supuração, deiscências precoces/tardias da mucosa e osteomielite, que podem indicar o fracasso do implante. A explicação mais racional e comum para este facto é a infeção.

Os sinais de infeção que ocorrem durante uma fase inicial da cicatrização são mais críticos do que se ocorrerem numa fase posterior. Isto deve-se ao facto de a infeção que ocorre numa fase inicial levar a perturbações na osteointegração do implante no osso circundante.

Os sinais clínicos de infecções observados durante o período submerso pós-operatório podem levar a um aumento do risco de fracasso do implante, que não parece ser tão elevado como se poderia recear. Por conseguinte, os sinais de infeção, por si só, não podem ser utilizados para determinar o destino de um implante, mas devem ser avaliados em conjunto com outros parâmetros, como a radiolucência e a mobilidade.

Na ausência destes sinais de falha do implante, os sinais clínicos de infeção representam uma complicação que, se não for tratada, pode levar à falha do implante.

A composição celular dos tecidos moles, circundantes a implantes Branemark consecutivamente recuperados, e concluiu que os implantes falhados eram caracterizados por uma resposta inflamatória crónica dos tecidos circundantes. Estes resultados sugerem que é provável que uma infeção em curso seja um fator etiológico para as falhas tardias dos implantes dentários.

b) Dor ou sensibilidade:

A dor ou o desconforto estão frequentemente associados à mobilidade e podem ser um dos primeiros sinais que indicam uma falha do implante.

É interessante notar que os implantes falhados também podem ser completamente assintomáticos. Além disso, a dor pode refletir reacções adversas nos tecidos não relacionadas principalmente com a mobilidade do implante.

c) Mobilidade clínica percetível:

A mobilidade é sempre um sinal claro de fracasso. Uma vez que o clínico tenha distinguido entre a mobilidade de um pilar mal ligado e a mobilidade do implante subjacente, deve suspeitar-se que o implante está rodeado por uma cápsula de tecido fibroso...

Foram reconhecidos vários tipos diferentes de mobilidade

- Mobilidade de rotação
- Mobilidade lateral ou horizontal
- Mobilidade axial ou vertical

Ocasionalmente, pode estar presente uma mobilidade clinicamente discernível sem alterações ósseas radiográficas distintas. Por conseguinte, a mobilidade é o principal sinal de fracasso do implante.

C.J.Ivanoff, L.Sennereby, U.Lekholm (1996) referiram que a mobilidade rotacional inicial, independentemente de ocorrer no osso cortical ou trabecular, não conduz necessariamente a uma integração inferior dos implantes sem carga.

No entanto, a mobilidade total inicial do implante dentro da camada cortical resultou numa quantidade estatisticamente menor de osso à volta dos implantes, em comparação com o controlo estável.

Os estudos clínicos sobre a osseointegração indicam que, quando ocorre mobilidade, os implantes tornam-se sensíveis à percussão ou à pressão. Além disso, a mobilidade continua a aumentar e acaba por resultar na remoção do implante. Assim, a mobilidade é um sinal definitivo de fracasso certo. Por este motivo, a ausência de mobilidade é um critério importante para o sucesso do implante.

d) Sinais radiográficos de falha:

Em geral, as radiografias intra-orais são efectuadas após a ligação do pilar, de modo a confirmar que os pilares estão corretamente assentes. As radiografias periapicais padronizadas devem ser efectuadas em intervalos regulares de acompanhamento para detetar radiolucência peri-fixtural e/ou perda óssea marginal progressiva ou "sauserização".

Com base nas medições efectuadas nestas radiografias, é possível estabelecer o valor de referência para futuras alterações ósseas marginais. Podem existir duas imagens radiográficas bem distintas: uma radiolucência peri-fixtural fina que envolve todo o implante, sugerindo a ausência de um contacto direto osso-implante e possivelmente uma perda de estabilidade, e uma perda óssea marginal aumentada.

Uma vez que a distinção entre estas duas imagens radiográficas nem sempre é clara, quando se observa uma radiolucência peri-fixtural suspeita ou uma perda óssea marginal excessiva, recomenda-se a remoção da construção protética e a verificação da estabilidade dos implantes. A mobilidade clinicamente discernível após a remoção da ponte pode confirmar o diagnóstico radiográfico presuntivo de falha do implante.

O exame radiográfico continua a ser uma das principais ferramentas para a deteção de implantes falhados na rotina clínica, apesar de não ser tão exato como o teste de mobilidade.

A radiografia periapical fornece uma imagem bidimensional que só é útil para avaliar as superfícies mesial e distal do implante. Não é fornecida qualquer informação sobre o estado das faces vestibular e lingual. Assim, uma parte considerável da superfície do implante não está acessível para avaliação, e as regiões não osseointegradas podem escapar à deteção.

A avaliação radiográfica de implantes requer a utilização de radiografias em série efectuadas com uma técnica padronizada. Esta avaliação requer a utilização de um dispositivo de posicionamento para efetuar as radiografias com o feixe de raios X perpendicular ao eixo longo do implante. Com este tipo de visualização, a radiografia pode ser utilizada para efetuar medições da perda óssea da crista, bem como para detetar a presença de radiolucência peri-implantar. Assim, a avaliação de radiografias seriadas corretamente efectuadas para detetar a radiolucência peri-implantar é um meio valioso de determinar o sucesso clínico.

e) Som fraco na Percussão:

Sugeriu-se que um som suave à percussão é indicativo de encapsulamento dos tecidos moles, enquanto um som claro de cristalização indica uma osteointegração bem sucedida.

Depois de o médico ter verificado que o pilar está corretamente fixado ao implante, o teste é realizado batendo no pilar com um instrumento metálico solto.

Embora seja um teste bastante subjetivo sem uma base científica sólida, pode fornecer uma indicação útil ao examinador. Também foi sugerido que um tom baço à percussão pode estar presente muito antes dos sinais radiográficos de falha do implante.

Parâmetros utilizados para a avaliação de implantes falhados:

Os sinais clínicos discutidos anteriormente surgem apenas quando o processo de falha atinge um estado irreversível. No entanto, o parâmetro ideal para monitorizar as condições do implante deve ser suficientemente sensível para distinguir sinais precoces de falha do implante.

Por conseguinte, foram propostos os seguintes parâmetros.

a) Radiograficamente observou-se uma perda óssea marginal progressiva:

Parece haver um consenso unânime de que a perda óssea marginal progressiva é um sinal patológico que pode levar ao fracasso do implante. No entanto, ainda está por decidir até que ponto a reabsorção óssea marginal deve progredir para que se defenda o tratamento e qual o procedimento de tratamento mais adequado.

Alberktson et al sugeriram a utilização de menos de 1,5 mm de perda óssea marginal durante o primeiro ano de carga e, posteriormente, menos de 0,2 mm por ano como critério de sucesso. Este conceito foi provavelmente desenvolvido a partir dos resultados radiográficos sobre a perda óssea marginal média à volta dos implantes Branemark.

Pode argumentar-se que a perda óssea marginal à volta do colo dos implantes osseointegrados é provavelmente influenciada pelo desenho do implante, tanto a curto como a longo prazo. Contudo, devido às interações complexas entre o trauma induzido cirurgicamente, a distribuição do stress, a microbiota e a resposta do hospedeiro na perda óssea marginal, o papel exato desempenhado pelos vários desenhos de implantes e caraterísticas da superfície continua por compreender.

A estabilidade do suporte ósseo do implante é um critério importante para determinar o sucesso. Sem uma estabilidade relativa do nível do osso, o implante está condenado ao fracasso. Adell et al determinaram que a perda óssea média para implantes Branemark osseointegrados é de 1,5 mm no primeiro ano, seguida de uma perda óssea média de 0,1 mm por ano. Este valor foi confirmado por Cox e Zarb, com o seu relatório de 3 anos a mostrar uma perda óssea média de 1,6 mm no primeiro ano e uma média de 0,13 mm nos anos seguintes.

Ao estabelecer limites para a perda óssea, a orientação deve vir do nível mais baixo de perda óssea de um estudo adequadamente documentado. Como a documentação demonstra que é possível atingir uma perda óssea média não superior a 0,2 mm por ano após o primeiro ano, este valor deve servir como um critério válido de sucesso.

b) Sinais clínicos de infeção tardia: [57]

Uma infeção marginal progressiva pode levar ao fracasso do implante. No entanto, os sinais clínicos de infeção, tais como tecidos moles hiperplásicos, supuração (espontânea, à sondagem ou sob pressão), inchaço, fistulação, alterações de cor dos tecidos peri-implantares marginais, etc., são sinais que exigem intervenção.

Na ausência de mobilidade e de alterações radiográficas, estes sinais indicam mais uma complicação (suscetível de tratamento) do que um fracasso.

Recentemente, foram efectuadas descobertas clínicas e microbiológicas relacionadas com implantes dentários saudáveis e com implantes falhados. Os locais de implantes mal sucedidos foram caracterizados por profundidades de sondagem de 6 mm ou mais, supuração, perda óssea e microbiota constituída principalmente por bastonetes anaeróbios gram-negativos.

William Becker et al (1990) referiram que os implantes falhados apresentavam evidência de mobilidade aumentada e uma elevada incidência de radioluências peri-implantares.

c) Hemorragia à sondagem:

A hemorragia à sondagem tem sido utilizada para medir as condições dos tecidos peri-implantares. Mas descobertas recentes sugerem que não pode ser utilizado para discriminar entre um estado peri-implantar saudável ou doente e não tem apoio científico.

d) Ausência de mucosa queratinizada:

Foi sugerida uma relação e correlação entre o insucesso do implante e a ausência de uma faixa adequada de mucosa queratinizada em redor do pilar.

Algumas perdas tardias têm sido diretamente atribuídas à falta de mucosa queratinizada. Uma hipótese subjacente a esta ideia é o facto de o tecido queratinizado ser mais resistente aos processos inflamatórios destrutivos induzidos pelo microbiota oral. No entanto, não existem provas científicas que sustentem esta hipótese. Em conclusão, a mucosa queratinizada não parece estar relacionada com o insucesso dos implantes.

Embora seja possível distinguir claramente entre um implante bem sucedido e um implante falhado, continua a ser difícil identificar os implantes falhados. Neste contexto, a distinção entre um implante falhado, caracterizado por uma radiolucência peri-fixural fina e mobilidade, e um implante falhado caracterizado por perda óssea marginal progressiva, sinais clínicos de infeção peri-implantar e ausência de mobilidade discernível, pode revelar uma etiologia diferente (Sobrecarga e Peri-implantite). Obviamente, ambos os factores etiológicos podem interagir entre si, resultando numa variedade de situações intermédias.

Muitos factores são atribuídos ao fracasso do implante dentário, quer direta quer indiretamente.

Vários autores classificaram as falhas de implantes de acordo com vários critérios.

1) E.S. Rosenberg, J.P. Torosian & J.Slots (1991) classificaram as falhas de implantes como

{ Infectious failure
  Traumatic failure

Um implante foi considerado como tendo falhado devido a uma infeção se um ou mais dos seguintes factores fossem observados.

- Sinais clínicos de infeção com sintomas clássicos de inflamação.
- Índices de placa bacteriana e gengival elevados
- Embolsar
- Hemorragia e supuração
- perda de ligação
- Radiografia de radiolucências peri-implantares
- Presença de tecido granulomatoso aquando da remoção.

Suspeitou-se que o implante falhava devido a **condições traumáticas** se as seguintes condições existissem.

- Radiografia de radiolucências peri-implantares
- Mobilidade
- Ausência de tecido granulomatoso aquando da remoção.
- Falta de aumento da profundidade de sondagem
- Índices de placa e gengival baixos.

2) Sumiya Hobo, Eiji Ichida, Lily T. Garcia (1996) enumeraram as várias complicações que ocorrem nos implantes como

Equipa sueca (Branemark et al)	Equipa U.C.L.A. (Beumer, Moy)
1. Perda de ancoragem óssea Perfuração mucoperiosteal Traumatismo cirúrgico	1. Complicações na cirurgia da Fase 1 Lesão do nervo mental Penetração num seio, cavidade nasal ou através do bordo inferior da mandíbula Excesso de rebaixamento Exposição da linha Brocas excêntricas, machos Decapagem de fios Fratura da mandíbula Equimose, mais comum em doentes mais velhos. Deiscência da ferida Abcesso do espaço facial - submental, submandibular, angina de Ludwigs. Abcesso de sutura Parafuso de cobertura solto
2. Problemas gengivais Gengivite proliferativa Formação de fístulas	2. Complicações na cirurgia do estádio II Má seleção da altura do aparelho A colocação incorrecta do dispositivo de fixação a mais de 35 graus não pode ser utilizada em termos protéticos. Porca sextavada danificada na parte superior do dispositivo de fixação

	Pilar solto Parafuso do pilar fracturado Carga precoce por prótese Padrão de fluxo de ar deficiente com design de "água alta" Aspiração de instrumentos Exposição da linha Fracturas de fixação Excesso de reabsorção óssea Formação de placa/cálculo, problemas periodontais Má seleção da altura do pilar.
3. Complicações mecânicas Fratura da prótese, parafusos de ouro, parafusos do pilar.	3. Complicações protéticas Espaço insuficiente por baixo da prótese totalmente ancorada ao osso Os pilares penetram na mucosa alveolar Fracturas de parafusos: parafusos de ouro e de pilar Fratura em acrílico ou porcelana Falhas de fixação posterior no maxilar

3) Marco Esposito, Jan Michael Hirsh, Ulf Lekholm et al (1998) classificaram as falhas dos implantes orais de acordo com o conceito de osseointegração.

I. Biológica:

Precoce ou primária (antes da carga): Falha no estabelecimento da osseointegração.

Tardia e secundária (após carga): Falha em manter a osseointegração alcançada.

II. Mecânica:

Fratura de implantes, parafusos de ligação, estruturas de pontes, revestimentos, etc.

III. latrogénica: Danos nos nervos, alinhamento incorreto dos implantes, etc.

IV. Adaptação inadequada do paciente: Problemas fonéticos, estéticos, psicológicos, etc.

4) Richard S. Truhlar (1998): classificou os insucessos como

Falhas precoces:

- Estas ocorrem dentro de semanas a alguns meses após a colocação.
- Causada por factores que podem interferir com os processos normais de cicatrização ou por uma resposta de cicatrização alterada.

Falhas tardias:

Falhas resultantes de processos patológicos que envolvem um implante previamente osseointegrado.

5) Abdel Salam El Askary, Roland M. Meffert e Terrence Griffin (1999) dividiram os fracassos em sete categorias. [1,2]

A. DE ACORDO COM A ETIOLOGIA:

I. Falhas devido a factores do hospedeiro:

- **Situação médica** - Osteoporose e outras doenças ósseas; diabetes não controlada.
- **Hábitos** - tabagismo, hábitos funcionais paraenses,
- **Estado oral** - cuidados domiciliários deficientes, periodontite juvenil e rapidamente progressiva, terapia de irradiação.

II. Problemas de restauração:

- Excesso de cantilever,

- Pilares de cais,
- Não há ajuste passivo,
- Encaixe incorreto do pilar,
- Conceção incorrecta da prótese,
- Esquema oclusal incorreto,
- Momentos de flexão,
- Ligação dos implantes à dentição natural,
- Carregamento prematuro, e
- Binário de aperto excessivo.

III. Colocação cirúrgica:

- Colocação fora do eixo (angulação grave)
- Falta de estabilização inicial
- Cicatrização prejudicada e infeção devido à conceção incorrecta do retalho ou a outros factores
- Sobreaquecer o osso e exercer demasiada pressão,
- Espaço mínimo entre implantes
- Colocação do implante em locais de enxerto ósseo imaturo.
- Colocação do implante numa cavidade infetada ou numa lesão patológica.
- Contaminação do corpo do implante antes da inserção.

IV. Seleção de implantes:

- Tipo de implante incorreto em tipo de osso incorreto
- Comprimento do implante (demasiado curto, relação coroa/implante desfavorável)
- Diâmetro do implante.

B. DE ACORDO COM A ORIGEM DA INFECÇÃO:

- Peri-implantite (processo infecioso, origem bacteriana)
- Peri-implantite retrógrada (origem da oclusão traumática, não infecciosa, forças fora do eixo longo, carga prematura ou excessiva).

C. DE ACORDO COM O MOMENTO DA FALHA

- Antes da fase II (após a cirurgia)
- Na fase II (com cabeça de cicatrização e ou inserção de pilar)
- Após o restauro.

D. DE ACORDO COM O ESTADO DE FALÊNCIA: (ESTADO CLÍNICO E RADIOGRÁFICO)

- Implantes doentes
- Implantes com falhas
- Implantes falhados
- Sobreviver

E. DE ACORDO COM O PESSOAL RESPONSÁVEL:

- Dentista (cirurgião oral, prostodontista, periodontista)
- Higienista dentário
- Técnico de laboratório
- Doente.

F. DE ACORDO COM O MODO DE FALHA:

- Falta de osseointegração (geralmente mobilidade)
- Estética inaceitável

- Problemas funcionais
- Problemas psicológicos.

G. DE ACORDO COM O TIPO DE TECIDO DE SUPORTE:

- Problemas nos tecidos moles (falta de tecidos queratinizados, inflamação, etc.)
- Perda óssea (alterações radiográficas, etc.)
- Perda de tecidos moles e de ossos.

6) Kees Heydenrijik, Henny JA Meijer, Wil A. Van der Reijden et al (2002)

Os autores classificaram as falhas de implantes em relação à ocorrência no tempo como

- **Falhas precoces:** A osteointegração nunca foi estabelecida, representando assim uma interferência no processo de cicatrização
- **Falhas tardias:** A osteointegração não se mantém, o que implica processos de perda de osteointegração.
- **Insucessos precoces e tardios:** Implantes que falham durante o primeiro ano de carga.
- **Insucessos tardios:** Implantes que falham nos anos seguintes.

Os autores sugerem que as falhas precoces ocorrem antes da reabilitação protética.

- Surgical trauma
- Insufficient quantity of bone or quality
- Premature loading of the implant
- Bacterial infection.

} cause attributed to early implant failure

As falhas tardias, que ocorrem após a reabilitação protética, foram divididas em

Em breve: sobrecarga em relação à má qualidade óssea e ao volume ósseo insuficiente

Atrasado: Alterações progressivas das condições de carga em relação à qualidade e volume do osso e peri-implantite.

7) **Marco Esposito et al (1998) analisaram os vários factores associados ao aumento das taxas de insucesso, com base na presente revisão da literatura.**

Endógeno		**Exógeno**	
Sistémico	**Local**	**Relacionado com o operador**	**Relacionados com biomateriais**
• Estado clínico comprometido • tabagismo	• Irradiação • Má qualidade/quantidade de ossos • Enxerto ósseo • Parafunções	Experiência não óptima Trauma cirúrgico elevado Contaminação bacteriana Carregamento imediato Técnica não submersa Número não ótimo de implantes de suporte Falta de antibióticos profilácticos	Superfície não óptima Conceção não optimizada do implante

8. Perry R. Klokkevold[51] classificou as falhas de implantes como

1. Complicações cirúrgicas

I. Hemorragia e hematoma

II. Perturbações neurosensoriais

III. Danos nos dentes adjacentes

2. Complicações biológicas

I. Inflamação e proliferação

II. Deiscência e recessão

III. Periimplantite e perda óssea

IV. Perda ou fracasso do implante

3. Complicações técnicas ou mecânicas

I. Afrouxamento e fratura do parafuso

II. Fratura do implante

III. Fratura de materiais de restauração

4. Complicações estéticas e fonéticas

I. Complicação estética

II. Problemas fonéticos

Abdel Salam El Askary, Roland M. Meffert e Terrence Griffin (1999) dividiram os fracassos em sete categorias .[1,2]

Motivo do fracasso do implante dentário

A. De acordo com a etiologia

B. De acordo com o momento da falha

C. De acordo com a condição de falha

D. De acordo com o pessoal responsável

E. De acordo com o modo de falha

F. De acordo com o tecido envolvido, e

G. De acordo com a origem.

CATEGORIA A. De acordo com a Etiologia, diz respeito às razões etiológicas dos fracassos dos implantes, que incluem

1. **Factores do hospedeiro**
2. **Colocação cirúrgica**
3. **Seleção de implantes**
4. **procedimento de restauração**

1. FACTORES DE ACOLHIMENTO:

I) Osteoporose e outras doenças ósseas:

Definição de Osteoporose

Na década de 1930, a osteoporose era definida como "muito pouco osso calcificado". Mais recentemente, a osteoporose tem sido utilizada para se referir anatomicamente a uma condição de redução generalizada da massa óssea sem qualquer outra anomalia. No entanto, parece não haver um acordo geral relativamente à interpretação do nível de perda de massa óssea como sendo indicativo de osteoporose.

Clinicamente, a definição de osteoporose pode basear-se na presença de uma fratura não violenta ou num limiar de fratura, como uma redução da massa óssea que aumenta a suscetibilidade à fratura.

As definições de osteoporose baseadas na redução da massa óssea ou em fracturas não violentas parecem não ser sinónimas. Por conseguinte, um doente diagnosticado como osteoporótico não tem necessariamente uma quantidade "anormal" de osso nos maxilares ou noutras partes do esqueleto. Devido ao facto de a osteoporose ser difícil de ser detectada e de as medições da massa óssea serem difíceis de interpretar, a doença é diagnosticada principalmente na presença das suas manifestações clínicas. Assim, a definição de osteoporose na literatura a ser revista aqui refere-se principalmente à presença de fracturas, a menos que especificado de outra forma. [21]

Metabolismo ósseo na osteoporose [21]

Acredita-se geralmente que a perda óssea pode ser o resultado de uma acentuação anormal do desequilíbrio entre a reabsorção e a formação óssea, resultante de uma diminuição da formação óssea e de um aumento da reabsorção óssea, ou de uma combinação dos dois factores. Embora isto possa ser verdade para alguns doentes com osteoporose, a doença também se caracteriza por uma heterogeneidade anatómica e histopatogenética, com diferentes distúrbios na remodelação óssea ao nível do tecido orgânico e das células, que conduzem à mesma síndrome. A remodelação ocorre através da remoção e substituição contínuas de tecido ósseo, que ajudam a manter a competência biomecânica do esqueleto, ou seja, a sua capacidade de suportar cargas sem acumular danos por fadiga. A velocidade e a extensão da substituição regulam as taxas de perda ou ganho ósseo em locais e momentos específicos. Embora "a remodelação óssea possa ser hipercinética e levar a uma perda óssea acelerada em alguns doentes osteoporóticos, o processo é baixo ou normal na maioria dos doentes. Isto foi confirmado pela histomorfometria óssea, que é aceite como o único método que fornece uma análise direta e precisa das anomalias celulares e tecidulares estáticas e dinâmicas. Assim, tal como acontece com as medições da massa óssea, existe uma sobreposição substancial quando se compara a taxa de remodelação óssea entre doentes osteoporóticos e populações normais.

Cicatrização óssea na osteoporose[21]

A presunção de que a osteoporose representa um fator de risco para a osteointegração pode ser parcialmente derivada da crença de que a doença está associada a uma deficiência na formação óssea, comprometendo assim a capacidade de cicatrização e a aposição do osso na interface osso-implante. Apesar de não existirem dados que comparem a taxa de cicatrização óssea em populações controlo e osteoporóticas, como já foi referido, estudos histomorfométricos demonstraram que a remodelação óssea era normal numa grande parte dos doentes diagnosticados como osteoporóticos. A heterogeneidade clínica observada na remodelação óssea em doentes osteoporóticos pode refletir a flutuação fásica da doença, mas também é possível que o metabolismo ósseo já tenha regressado ao seu estado normal aquando do diagnóstico da doença. No entanto, a observação de que as fracturas osteoporóticas geralmente cicatrizam rapidamente sugere que o processo de reparação nos doentes osteoporóticos continua a ser satisfatório.

O sucesso da osteointegração depende em parte do estado do leito do hospedeiro. Por conseguinte, foram levantadas preocupações relativamente à osteoporose. A osteoporose é uma doença caracterizada por uma diminuição generalizada da massa óssea, podendo assim representar uma "contraindicação didática" ou um fator de risco para a osteointegração.

Uma revisão da literatura e uma análise descritiva separada da nossa série de tratamentos de pacientes não fornecem uma base teórica ou prática convincente para confirmar a osteoporose como um fator de risco para a osteointegração de implantes dentários.

Por conseguinte, a recusa do tratamento com implantes a um doente cujo diagnóstico de osteoporose se baseia numa diminuição da massa óssea ou na presença de uma fratura atraumática num local que não a própria mandíbula não pode ser apoiada neste momento. É importante que o planeamento do tratamento para a terapia com implantes dentários se baseie numa avaliação local do potencial local da cirurgia. [21]

T.T.T Dao, J.D. Anderson, George A Zarb et al (1993) [21] relataram uma revisão da literatura e os resultados de uma série de pacientes osteoporóticos tratados com implantes dentários e concluíram que os resultados não forneciam uma base teórica ou prática convincente para esperar que a osteoporose fosse um fator de risco para implantes dentários osseointegrados[21]

A osteoporose é considerada uma contraindicação relativa para implantes osseointegrados, causada pela diminuição da densidade óssea, que afecta negativa e substancialmente o contacto ósseo do implante. Foi sugerido que a osteoporose tem um efeito negativo no osso mandibular. Em muitas literaturas, não foi possível encontrar qualquer ligação entre a osteoporose e as falhas precoces dos implantes. No entanto, foi sugerida como um fator de risco para a falha do implante. [6]

Alguns autores sugeriram um período de cicatrização mais longo, oxigenoterapia hiperbárica e tratamento terapêutico para a osteoporose. Além disso, a utilização de implantes revestidos a hidroxiapatite (HA) ajudaria a aumentar a área de superfície de contacto do implante com o osso, com uma ligação bioquímica ao osso em vez de uma ligação mecânica. Uma vez que o osso osteoporótico não consegue suportar tensões excessivas, o aumento do número de implantes para suportar a prótese também é considerado um fator que contribui para uma melhor distribuição da carga.

A osteoporose de tipo I ocorre nas mulheres a partir da menopausa e está associada a uma perda acelerada de osso trabecular. Estima-se que afecte 25% das mulheres entre os 50 e os 65 anos de idade. [6] As consequências clínicas da osteoporose incluem um aumento dramático do número de fracturas vertebrais, da anca e do rádio distal. No entanto, qualquer parte do esqueleto é potencialmente vulnerável à consequente desregulação entre a formação e a reabsorção óssea que está associada à retirada dos estrogénios. A terapia de substituição de estrogénios (TRE) continua a ser a principal medida de tratamento e prevenção e é geralmente recomendada para mulheres de alto risco após o início da menopausa. [6] O impacto da osteoporose de tipo I na maxila e na mandíbula é suscetível de afetar diretamente a capacidade destes ossos para integrar implantes dentários endósseos.

O esqueleto craniofacial tem sido frequentemente descrito como sendo poupado da perda generalizada de densidade mineral observada na osteoporose. No entanto, essa impressão é questionável devido às limitações das radiografias tradicionais para refletir adequadamente essas alterações. Estima-se que seja necessária uma redução de mais de 40% no conteúdo mineral ósseo para que essa diminuição seja apreciada nas radiografias simples. Além disso, como o osso trabecular é preferencialmente reduzido na osteoporose tipo I, a reabsorção associada tende a afinar o córtex da superfície interna para a superfície externa, preservando assim o contorno ósseo geral dos maxilares. Consequentemente, a baixa massa óssea pode não ser apreciada quer radiograficamente quer clinicamente. Medidas mais sensíveis da densidade mineral óssea (absorciometria de fotões ou de raios X) sugerem que as alterações osteoporóticas afectam os maxilares de uma forma qualitativamente semelhante à do resto do esqueleto. A densidade óssea pode ser modulada por factores mecânicos, especialmente a estimulação funcional. Kribbs et al analisaram 85 mulheres pós-menopáusicas osteoporóticas e encontraram correlações entre a altura do rebordo alveolar, o cálcio corporal total e a massa óssea mandibular. Von

Wowern et al compararam o padrão de atrofia alveolar em mulheres pós-menopáusicas osteoporóticas e mediram o conteúdo mineral ósseo utilizando a absorciometria de duplo fotão. A densidade mineral tanto na mandíbula como no rádio distal do grupo osteoporótico era significativamente inferior à dos controlos não osteoporóticos. Além disso, estudos histomorfométricos dos maxilares em doentes com osteoporose mostraram uma reabsorção osteoclástica ativa não observada nos controlos.

Estes dados de uma revisão retrospetiva indicam que existe um efeito do estado de estrogénio pós-menopausa na cicatrização comprometida do implante na maxila, mas não na mandíbula.[6]

A osteoporose tipo I está associada a uma perda acelerada de osso trabecular, que faz parte da fração metabólica do esqueleto envolvida na homeostase do cálcio.[19] Por conseguinte, os locais com um componente desproporcionado de osso trabecular em comparação com o osso cortical (por exemplo, os corpos vertebrais) estão em risco. O maxilar é particularmente suscetível à reabsorção e a alterações atróficas causadas por factores metabólicos e mecânicos, devido à sua composição maioritariamente trabecular. Este facto complica frequentemente a colocação de implantes no maxilar atrófico e é agravado pelos efeitos da retirada dos estrogénios e da perda de densidade mineral. A mandíbula é constituída principalmente por osso cortical, mesmo na região do corpo largo, pelo que se esperam menos alterações osteopénicas nas mulheres pós-menopáusicas. A taxa de insucesso dos implantes maxilares nas mulheres pós-menopáusicas suplementadas com estrogénio foi *4\%* inferior à das mulheres não suplementadas.

O grupo suplementado com Terapia de Substituição de Estrogénios continha menos doentes e implantes do que o grupo não suplementado.

Foi demonstrada uma diferença significativa na taxa de insucesso do implante no maxilar de mulheres pós-menopáusicas que não tinham recebido suplementação de estrogénio e em mulheres pré-menopáusicas. Isto levanta a questão de saber se isto está mais relacionado com o efeito da idade ou com a retirada do estrogénio endógeno. Não se verificou qualquer efeito da idade entre os grupos de homens mais velhos e mais novos, nem se verificou uma diferença significativa entre as mulheres na pré-menopausa e as mulheres na pós-menopausa com suplemento de estrogénio. Assim, a variável idade parece ser um fator menos importante do que o estado dos estrogénios.[6]

Além disso, a maioria das outras doenças ósseas caracteriza-se por arquitecturas ósseas anormais, ou seja, fibrose proliferativa no estroma do tecido conjuntivo, reabsorção grave ou radiolucências/opacidades difusas (aspeto de algodão) e fracturas espontâneas, como na doença de Paget. Estas caraterísticas são totalmente contra-indicadas para a terapia com implantes, tal como a displasia fibrosa, em que o tecido conjuntivo fibroso substitui o osso normal, o que impossibilita a fixação inicial e a estabilidade do implante.

O etidronato dissódico (1-hidroxietilideno ou EHDP) é um difosfonato que afecta o metabolismo ósseo. Tem sido utilizado nos Estados Unidos para o tratamento da doença de Paget, da osteoporose, da hipercalcemia maligna e para o tratamento da ossificação heterotópica na sequência de uma prótese total da anca e de um traumatismo da coluna vertebral. Pode ser administrado por via oral ou intravenosa. A terapêutica de baixa dosagem varia entre 2,5 e 10 mg/kg/dia, enquanto os regimes de dosagem mais elevados, até 20 mg/kg/dia, estão reservados para os doentes que não respondem aos regimes de baixa dosagem.

Este facto atenua a resposta de remodelação do osso, tornando-o incapaz de responder eficazmente a estímulos mecânicos como os que ocorrem continuamente à volta dos dentes e dos implantes dentários osteointegrados. Por conseguinte, é aconselhável evitar a terapêutica com difosponatos em doentes que tenham sido previamente submetidos à colocação de implantes e evitar a colocação de implantes em doentes que necessitem de terapêutica com difosfonatos como parte do tratamento médico da sua doença. [92]

A perda tardia de implantes endósseos inicialmente integrados tem sido geralmente atribuída à sobrecarga do implante, frequentemente resultante de uma conceção inadequada da prótese. A colocação de implantes raramente é contra-indicada por doenças sistémicas preexistentes, e não foram relatados na literatura casos de falha de implantes induzida por medicação. Nalguns doentes, foi ocasionalmente relatada a perda de implantes endósseos que tinham sido osseointegrados com sucesso após o início da terapêutica com difosfonatos para a osteoporose.[92]

Factores que afectam a cicatrização óssea após cirurgia de implantes: [69]

Existem dois tipos de osteoporose, a osteoporose primária e a osteoporose secundária. A osteoporose primária inclui a idiopática e a involutiva, a última das quais inclui a pós-menopausa (tipo I) e a senil (tipo II), que, combinadas, são responsáveis pela maioria das fracturas mencionadas anteriormente (Rosier, 1994). A patogénese da osteoporose primária é difícil devido ao facto de ser de natureza multifatorial. Envolve factores genéticos, nutricionais, hormonais e locais que parecem exagerar a perda óssea normal que ocorre coincidentemente com o envelhecimento. O facto de um doente (especialmente uma mulher) desenvolver ou não osteoporose nos dez anos seguintes à menopausa parece depender do seguinte: (a) densidade óssea máxima atingida quando era um adulto jovem, (b) escolhas de estilo de vida como o exercício e a ingestão de cálcio, e (c) a extensão da perda óssea durante a menopausa (Hilliker et al, 1992). [69]

Algumas das causas secundárias da osteoporose são: (a) doença de Cushing, (b) hipogonadismo, (c) Diabetes mellitus, (d) hiperparatiroidismo, (e) osteomalácia, (f) hipertiroidismo, (g) artrite reumatoide e (h) malignidade (Rosier, 1994). A síndrome de Cushing pode ser causada pelo aumento da produção endógena de cortisol ou, mais frequentemente, pelo uso crónico de glucocorticosteróides. Um mecanismo possível para a causa da osteoporose é o facto de os glucocorticosteróides deprimirem a função e o número de osteoblastos (Frost e Villanueva, 1961). Outro é o facto de suprimirem o crescimento e a produção e libertação de hormonas sexuais (Doerr e Pirke, 1976), enquanto outro ainda é o facto de suprimirem a hormona adrenocorticotrópica (ACTH) e poderem induzir diabetes (Wakley e Bayiink, 1988). [69]

No caso da osteoporose senil (Tipo II), ocorre frequentemente uma má absorção de cálcio, que conduz a um hiperparatiroidismo secundário (Hilliker et al, 1992). No hiperparatiroidismo, é importante notar que um aumento da hormona paratiroide leva à reabsorção óssea, principalmente do osso cortical. Este facto, por sua vez, aumenta o cálcio sérico e é mediado pela vitamina D (Bell, 1985). Num estado de osteomalácia, que é um defeito na mineralização do osso adulto, existe geralmente uma anormalidade no metabolismo da vitamina D. Isto pode acontecer com má absorção, doença hepática, osteodistrofia renal ou terapia anticonvulsiva. O tratamento envolve geralmente a suplementação de vitamina D, dependendo da causa (Rosier, 1994). Ao rever os factores de risco para o desenvolvimento da osteoporose, é importante notar que os brancos e os asiáticos têm uma predileção muito maior do que outros grupos raciais. Além disso, as mulheres têm cinco vezes mais probabilidades de desenvolver osteoporose do que os homens, mas os homens têm uma incidência de quatro a seis por cento (Roberts et at., 1991).

As mulheres edêntulas osteoporóticas mostram que a resposta do hospedeiro à colocação e manutenção de implantes também depende de muitas considerações nutricionais diferentes. Uma vez que a vitamina D é um regulador fisiológico da concentração plasmática de iões de cálcio e fósforo (Suda et al, 1992), é óbvio que uma deficiência afectaria a densidade óssea e a resposta óssea à cirurgia de implantes dentários. Para além disso, Nordin e Morris (1992) referiram que as concentrações de vitamina D diminuem com a idade. Uma vez que o ácido ascórbico é crucial para a ligação cruzada do colagénio tipo I (um componente importante do precursor orgânico do osso), uma deficiência também diminuiria a formação óssea (Rosier, 1994).

Mellstrom e colaboradores (1993) relataram uma menor absorção de vitamina D e, consequentemente, uma menor densidade mineral óssea em homens com uma gastrectomia parcial. Salman, em 1986, observou que os pacientes com próteses mal ajustadas tendiam a preferir uma dieta mole, de fácil mastigação, muitas vezes com falta de fibras grosseiras adequadas (incluindo frutas e vegetais frescos), o que resultava em obstipação e má absorção. Roberts e outros (1991) notaram que a obesidade é] protetora contra a osteoporose. De forma controversa, Barnard (1993) referiu que em países com grande consumo de lacticínios, a incidência de osteoporose aumenta, possivelmente devido à elevada relação fósforo/cálcio (+14:1).

Preedy e outros (1991) mostraram ainda uma diminuição das ligações cruzadas no colagénio da cartilagem e do osso após seis semanas de alimentação com etanol em ratos. Além disso, foi demonstrado por Laitiner e colaboradores (1991, 1993) que a ingestão moderada e prolongada de álcool prejudica a função dos osteoblastos e reduz a calcitonina sérica, mas não afecta a vitamina D. Numa nota positiva, Lindholm e colaboradores (1991) descobriram que os homens que se abstiveram de álcool durante dois anos tinham uma formação/volume ósseo semelhante ao dos que não bebiam. Weyant (1994), no seu estudo com 752 indivíduos e 2.277 implantes, observou uma maior incidência de implantes perdidos e considerou que os pacientes com história de abuso de álcool tinham maior probabilidade de perder implantes, parecendo ser um fator de risco. Finalmente, Baylink e outros (1974) salientaram que a doença hepática, possivelmente induzida pelo abuso de álcool, leva a um aumento da secreção de PTH e a uma menor densidade óssea.48

O próximo fator do hospedeiro é um fator sobre o qual o doente não tem controlo, mas que deve ser lembrado quando o doente com implantes está a ser avaliado. Este fator são as alterações que ocorrem durante o processo de envelhecimento. Nordin e Morris (1992) referem que, nos indivíduos que envelhecem, existe frequentemente uma menor exposição à luz solar, a principal fonte natural de vitamina D. Uma vez que esta é o principal regulador fisiológico da absorção de cálcio, esta diminuição corresponde a uma menor absorção de cálcio. Roberts e colaboradores (1991) salientaram que, com a idade, há um aumento da hormona paratiroide, com o consequente aumento da reabsorção óssea. Ao mesmo tempo, no entanto, há também uma diminuição da quantidade de calcitonina, que normalmente tem a função biológica de inibir a atividade osteoclástica.

II. Diabetes não controlada:[1, 66,89]

A diabetes mellitus não causa diretamente o fracasso dos implantes dentários. Recentemente, foi expresso o consenso de que a colocação de implantes em pacientes com diabetes mellitus metabolicamente controlada não resulta num maior risco de fracasso do que na população em geral. No entanto, um estudo de grupo afirmou que os doentes com diabetes apresentam mais infecções em feridas limpas do que os doentes sem diabetes. A responsabilidade pela infeção é provavelmente causada pelo adelgaçamento e fragilidade dos vasos sanguíneos, o que altera o fornecimento de sangue.

Várias investigações pré-clínicas estabeleceram que os metabolismos ósseo e mineral estão alterados na diabetes. Por conseguinte, há uma diminuição da taxa de formação óssea e a remodelação é alterada. Este mecanismo de alteração do metabolismo ósseo ainda não foi totalmente elucidado, embora possa ser melhor explicado pelas anomalias do colagénio em resposta aos produtos finais de glicosilação avançada (AGE).[66]

Joseph P. Fiorellini, Pengjen Kevin Chess, Myson Nevins et al, em 2000, avaliaram as taxas de sucesso e sobrevivência de implantes dentários em pacientes diabéticos. Foram colocados 215 implantes em 40 pacientes durante um período de 4 anos ±2,6, e da análise, ocorreram 31 falhas para uma taxa de sucesso global de 85,6%. Com base nos dados, a taxa de sobrevivência dos implantes dentários em diabéticos controlados é inferior à da população em geral, mas continua a registar-se uma taxa de sucesso razoável.

O insucesso dos implantes dentários, neste estudo, foi atribuído às caraterísticas mecânicas do contacto entre o osso e o implante. Os autores sugerem que essas caraterísticas, por sua vez, podem dever-se a alterações na resposta de cicatrização de feridas nos doentes diabéticos.[66]

Os implantes dentários colocados em pacientes diabéticos bem controlados têm taxas de sucesso e de sobrevivência reduzidas, em comparação com o grupo de controlo. De acordo com alguns autores, as doenças metabólicas representam logicamente um risco. Mas se a diabetes for controlada farmacologicamente, não constitui uma contraindicação relativa para a colocação de implantes.

Richard A. Smith, Richard Berger e Thomas B. Dodson[89] realizaram um estudo para investigar os riscos médicos associados aos implantes dentários e concluíram que não parecia haver um aumento da taxa de insucesso dos implantes ou um aumento da morbilidade perioperatória em pacientes com um estado clínico comprometido.

A idade, o sexo e a utilização simultânea de agentes hipoglicémicos não se correlacionaram com o aumento da falha do implante ou da morbilidade perioperatória.

Na opinião cirúrgica atual, os doentes com diabetes bem controlada provavelmente não enfrentam riscos operatórios excessivos, ao passo que os doentes com diabetes mal controlada continuam a sofrer frequentemente de insuficiência da ferida. Por conseguinte, os doentes diabéticos mal controlados apresentam problemas de gestão mais difíceis e recomenda-se o adiamento da cirurgia até se conseguir um melhor controlo.

III. O tabagismo: [7]

Estudos demonstraram que um dos principais factores que conduzem ao fracasso dos implantes é o tabagismo. Bain e May afirmaram: "Parece provável que o tabagismo a longo prazo predisponha as pessoas para uma má qualidade óssea, o que afecta diretamente o tempo de vida dos implantes dentários, e também parece provável que a vascularização reduzida do osso seja o mecanismo predominante para o insucesso nos fumadores.[7]

O efeito do tabagismo na cicatrização de feridas é devido ao comprometimento da função dos leucócitos polimorfonucleares, ao aumento da adesividade das plaquetas e à vasoconstrição causada pela nicotina.[1]

John K Jones, Robert G. Triplette (1992) realizaram um estudo em 15 pacientes (5 fumadores, 10 não fumadores) que foram submetidos a enxertos ósseos intra-orais com colocação simultânea de implantes, e descobriram que 5 pacientes sofreram uma cicatrização deficiente da ferida definida como perda de osso e/ou implantes. 4 destes 5 (80%) admitiram ter fumado no período perioperatório.

Crawford A Bain, Peter K. Moy (1993) [7] realizaram um estudo para avaliar a influência do tabagismo na taxa de insucesso de 2.194 implantes dentários Branemark colocados ao longo de um período de 6 anos em 540 pacientes, e concluíram que ocorreu uma percentagem significativamente maior de insucessos nos fumadores (11,28%) do que nos não fumadores (4,76%).

A maioria dos implantologistas não aceita um fumador para terapia com implantes, a não ser que seja seguido um protocolo rigoroso de cessação antes de iniciar o tratamento nesse doente. Isto resulta numa melhoria do fluxo sanguíneo e do estado geral em poucas semanas.

Lindquist et al mostraram que a perda óssea marginal estava estatisticamente correlacionada com o tabagismo em pacientes que usavam próteses fixas mandibulares. Noutra investigação, verificou-se que as falhas de implantes na segunda fase da cirurgia em fumadores eram o dobro das observadas em não fumadores.[82]

Chegou-se a um consenso de que o tabagismo tem uma influência negativa na sobrevivência dos implantes, embora faltem ensaios clínicos bem concebidos sobre o tema. [12]

Gaby (1994) relatou perda óssea com uma dieta excessivamente rica em proteínas. Para além da dieta e dos factores nutricionais, outro comportamento habitual a considerar é o consumo de tabaco e o seu papel na cicatrização do osso e dos tecidos. Embora não haja dúvidas de que o tabaco é prejudicial à cicatrização e à manutenção a longo prazo dos implantes dentários, o mecanismo ou mecanismos reais não são claros. Eichel e Shahrik (1969) descobriram que a função dos leucócitos orais era inibida em indivíduos que fumavam um cigarro e que havia uma redução de 50% no metabolismo oxidativo aeróbico e na glicólise anaeróbica. Peacock e Van Winkle (1976) mostraram que, quando a epinefrina era libertada durante o consumo de tabaco, servia como co-fator para as chalonas (hormonas da ferida) que, por sua vez, inibiam a epitelização. Além disso, a epinefrina e a noradrenalina libertadas causam vasoconstrição e má perfusão dos tecidos (Cryer et at, 1976). Os danos diretos nos precursores de eritrócitos também foram demonstrados por Mosely et al (1978). Nadler e colaboradores (1983) demonstraram que fumar diminui a prostaciclina (PGI2), que conduz à vasodilatação e à diminuição da agregação plaquetária, inibindo a cicatrização de feridas. Riefkoh e outros (1986) observaram uma endarterite obliterante acelerada na microvasculatura de fumadores crónicos. [82]

Ao reverem os efeitos do tabagismo nas condições intra-orais, Sweet e Butler (1979) observaram que os fumadores tinham quatro vezes mais probabilidades de sofrer de osteíte localizada após a remoção de terceiros molares. Clarke e outros (Clarke et al, 1981; Clarke e Shephard, 1984) explicaram que a gengivite necrosante ulcerativa aguda era causada, em parte, pela isquemia tecidular resultante da diminuição da circulação colateral nas papilas gengivais. Preber e Bergstrdm (1990) relataram que a redução da profundidade da bolsa após a cirurgia periodontal foi significativamente menor nos fumadores do que nos não fumadores. Jones e Triplett (1992) descobriram que o enxerto ósseo e a colocação simultânea de implantes resultaram numa cicatrização de feridas 80% prejudicada nos pacientes que fumaram no período peri-operatório e apenas 10% nos não fumadores. Weyant (1994) referiu que uma história de tabagismo aumenta as complicações peri-implantares, com 12% dos fumadores a terem problemas nos tecidos moles peri-implantares, contra menos de 7% nos não fumadores. [82]

IV. Hábitos parafuncionais:

Os hábitos parafuncionais, como o bruxismo e o cerramento, criam complicações mecânicas e biológicas relacionadas com os componentes protéticos, os materiais e os materiais duros de ancoragem óssea ou o estado de osteointegração.

O bruxismo é o ranger multidirecional e não funcional dos dentes. O apertamento ocorre numa só direção (verticalmente). O bruxismo é mais agressivo, resultando em atrito que geralmente aparece nas bordas incisais dos dentes anteriores. Esta é a causa mais comum de perda óssea do implante ou de falta de fixação rígida durante o primeiro ano após a inserção do implante.

As falhas ocorrem com maior frequência no maxilar devido à diminuição da densidade óssea e ao aumento da força do momento. O bruxismo não representa uma contraindicação para implantes, mas influencia o planeamento do tratamento.

Existem poucas evidências clínicas de que as parafunções (bruxismo e cerramento) estejam associadas a um aumento das taxas de fracasso. No entanto, parece haver um consenso geral de que a carga excessiva ou sob tensão pode induzir a perda óssea e que os factores secundários (caraterísticas ósseas) podem contribuir para este resultado.

English e Balshi recomendaram a colocação de mais implantes, eliminando cantilevers e contactos oclusais em excursões laterais, a utilização de um protetor oclusal e a utilização de implantes de diâmetro largo para proporcionar uma maior área de superfície.

Misch recomendou intervalos de tempo maiores entre as restaurações protéticas para proporcionar uma oportunidade adicional para técnicas de carga óssea progressiva para produzir osso de suporte de carga à volta dos implantes e um desenho protético que melhore a distribuição do stress ao longo do sistema de implantes.

V. Higiene oral:

A placa dentária é um dos principais factores que conduzem ao fracasso dos implantes. Foi estabelecida uma relação direta entre a acumulação de placa dentária e o início e progressão da gengivite.

Uma vez que as fibras do tecido conjuntivo supra-ósseo estão orientadas paralelamente à superfície do implante, é suscetível à acumulação de placa bacteriana e à entrada de bactérias, com perda espontânea do selamento perimucoso e um aumento do número de espiroquetas que libertam enzimas proteolíticas que dissolvem a fibrina, enzimas semelhantes à tripsina que perturbam a adesão entre células e produtos finais metabólicos que são citotóxicos para os tecidos gengivais. Para além disso, a natureza da superfície do implante parece aumentar a colonização bacteriana.

Estudos demonstraram que a má higiene dentária é uma das causas do insucesso, uma vez que conduz à formação de bolsas e a uma maior reabsorção do osso marginal.

Recomenda-se que o doente seja reavaliado frequentemente, de preferência com um intervalo mínimo de 3 meses. Devem ser realizados índices periodontais, sangramento à sondagem e avaliação radiográfica, utilizando sondas com pontas de plástico para verificar a profundidade das bolsas. O desbridamento dos tecidos moles deve ser efectuado com curetas de plástico e pontas de plástico (quando indicado) para scalers ultra-sónicos, e devem ser utilizados medicamentos antimicrobianos tópicos e sistémicos. Por fim, deve ser preconizado um programa de manutenção bem definido.[1]

VI. Terapia de irradiação:

A relação entre o insucesso dos implantes dentários e o doente irradiado não é clara. A irradiação para o tratamento do cancro oral não parece reduzir a taxa de sobrevivência dos implantes em comparação com os colocados nos maxilares não irradiados.

O principal problema dos doentes irradiados é a diminuição do fluxo salivar (xerostomia), a possibilidade de infeção devido à diminuição do fornecimento de sangue e a possibilidade de osteorradionecrose.

Gosta Granstrom e Anders Tjellstrom (1997) estudaram 3 doentes irradiados no âmbito de um tratamento contra o cancro, antes e depois da colocação de implantes endósseos, e concluíram que o tecido no qual os implantes foram colocados tinha uma capacidade de cicatrização significativamente reduzida em resultado da dose muito elevada e da radiação repetida. A questão de saber qual a dose de radiação mais elevada que um tecido pode receber e ainda ser capaz de integrar implantes continua por responder. [1]

De acordo com Abdel Salm El Askary et al (1999)[1] a complicação da radiação começa quando a dose excede os 64Gy. Se exceder este limite, são de esperar complicações.

Esposito et al., 1998, referiram que, para doses totais de irradiação inferiores a 48 Gy (1 Gy = 100 rad), raramente se registam complicações, ao passo que foi observado um aumento da taxa de complicações para doses superiores a 64 Gy. Se as doses de irradiação administradas aos tecidos forem cumulativas, a fração da dose total permitiria alguma reparação celular entre aplicações sucessivas.

Quando um doente com implantes no campo de radiação é irradiado, foram identificadas determinadas reacções nos tecidos moles e duros. Pensa-se que estas reacções tecidulares são causadas pelos feixes de radiação que entram em contacto com os implantes metálicos, conhecidos como efeitos de "retrodifusão" e "dispersão frontal". Pensa-se que a radiação de retrodifusão afecta os tecidos apenas dentro de um intervalo limitado da superfície do implante metálico, provavelmente 1 a 2 mm. Sabe-se também que a magnitude da radiação de retrodifusão depende do número atómico do implante e da energia da fonte de radiação. As consequências práticas da irradiação em implantes envolvem a deiscência da mucosa à volta dos pilares. Estas foram mais comuns quando os implantes no campo de radiação estavam ligados a superestruturas (pilares e barras). Granstrom e Tjellstrom referiram que o segundo problema mais comum que ocorreu no seu estudo foi a osteoradionecrose, que foi encontrada em 30% dos pacientes.

Alguns autores afirmam que a maxila é mais suscetível de falhar com implantes dentários após irradiação. Os efeitos secundários são mais graves na mandíbula devido ao fornecimento de sangue inferior.

O período de espera entre o fim da radioterapia e a colocação do implante não está definido. Alguns autores sugerem 3-6 meses. Outros sugerem 6 meses porque após 6 meses é expetável que se inicie fibrose nos tecidos irradiados como resultado da redução da reprodutibilidade celular e isquemia progressiva. Outros recomendam um período de espera de 12 meses.

Finalmente, parece que a taxa de insucesso dos implantes dentários após radioterapia oral é mínima, no entanto, recomenda-se que se aguarde um período de cicatrização mais longo e que se utilize a oxigenoterapia hiperbárica (HBO), especialmente na maxila, para melhorar a capacidade de cicatrização e evitar a ulceração dos tecidos moles, bem como para reduzir a formação de tecido fibroso.

2. COLOCAÇÃO CIRÚRGICA:

a) Colocação fora do eixo (angulação grave)

A colocação incorrecta do implante pode resultar num desenho da estrutura que compromete a estética e a distribuição da força nos implantes. Embora os clínicos se esforcem por obter uma angulação e uma posição de arcada corretas, ocorrem frequentemente situações clínicas menos que ideais.

O problema mais comum encontrado por muitos clínicos durante a colocação de implantes é a reabsorção do processo alveolar. O médico tem uma de três opções.

- Ou para enxertar a área para colocar o implante corretamente (ou seja, para restaurar o futuro local do implante)
- Para colocar o implante com uma angulação
- Utilizar um pilar angulado - De modo a obter o alinhamento correto com a arcada oposta ou com os dentes naturais adjacentes.

De acordo com Esposito et al 1989, o enxerto ósseo parece influenciar negativamente o sucesso do implante. No entanto, de acordo com outros[8] recomenda-se o restabelecimento prévio da posição do implante através de enxerto (de preferência utilizando um bloco autógeno) para evitar a carga de compensação. Diz-se que a carga offset ocorre quando as cargas oclusais caem tangencialmente a um ângulo ou paralelamente à crista do osso, resultando numa combinação de vectores de força, principalmente tensão de cisalhamento e de tração.

Os implantes com forma de raiz endóssea distribuem melhor a carga oclusal na direção axial, mas se a carga oclusal for na direção lateral, são geradas muitas tensões prejudiciais (especialmente tensões de corte) diretamente na crista óssea. Este facto pode levar à falha do implante.

Foi proposto um conceito segundo o qual uma alteração do ângulo superior a 25° provocará a falha de um implante. Com base na análise de elementos finitos, foi observado um aumento das concentrações de tensão para implantes não colocados perpendicularmente em relação às forças aplicadas.

Balshi et al 1997[8] indicaram que os pilares angulados apresentaram bons resultados preliminares e podem ser considerados comparáveis aos pilares padrão como uma modalidade previsível na reabilitação protética, com base num estudo efectuado em implantes Branemark. Os autores também concluíram que a utilização de implantes angulados não aumentou as taxas de insucesso.

Os estudos realizados para estimar o comportamento clínico a longo prazo dos implantes restaurados com uma vasta gama de pilares angulados concluíram que os pilares angulados podem ser utilizados sem comprometer a sobrevivência a longo prazo dos implantes. Os relatórios também indicaram que os pilares angulados até 45° não comprometeram a sobrevivência a longo prazo dos implantes.

Alguns autores propõem que, devido à fisiologia biomecânica do osso e à sua reação às forças aplicadas, os pilares angulados provaram ser mais agressivos para o osso, devido às tensões de cisalhamento induzidas, quando comparados com os pilares padrão (que permitem uma carga não axial).[1]

Ocasionalmente, torna-se necessária a utilização de pilares angulados para ultrapassar resultados estéticos e funcionais comprometidos em situações de anatomia complicada, especialmente na arcada maxilar.

b) Falta de estabilização inicial:

A técnica cirúrgica é um dos 6 factores importantes para o estabelecimento da osseointegração dos implantes de titânio. O sobreaquecimento do osso e a instabilidade inicial dos implantes são os dois erros cirúrgicos mais frequentes que podem ocorrer, influenciando negativamente a integração. Ambos os erros podem ser devidos a uma técnica cirúrgica inadequada.

No entanto, ao utilizar o procedimento de perfuração correto, é possível obter uma boa estabilidade inicial do implante e evitar o sobreaquecimento do leito ósseo. A fraca estabilidade inicial pode também dever-se a uma qualidade óssea deficiente/inferior e, nesses casos, pode sugerir-se a utilização de dispositivos de auto-roscagem, com o objetivo de obter uma melhor estabilidade primária, em comparação com a técnica original que utiliza a pré-roscagem.

Dan E. Tolman et al[95] , em 1992, afirmaram que a instabilidade inicial do implante pode resultar de uma técnica de perfuração óssea deficiente, de um rebaixamento excessivo ou de uma interpretação incorrecta da qualidade do osso.

A utilização de força excessiva para desbloquear uma broca bloqueada durante a preparação, o posicionamento incorreto da mão do cirurgião durante a perfuração ou rosca, a má qualidade do osso e a utilização do apoio para os dedos durante a preparação da osteotomia são factores que podem levar a uma osteotomia demasiado grande, o que, por sua vez, resulta na falta de estabilização inicial.

Não existem dados registados suficientes sobre o tamanho do espaço entre o implante e o osso que possa levar ao fracasso. Uma vez que o tamanho do espaço (que pode ser colmatado entre o implante e o osso) não é definitivo, um ligeiro sobredimensionamento da osteotomia pode não constituir um problema grave.

As investigações experimentais indicaram que os intervalos de 0,25 mm em torno dos implantes CPTU cicatrizaram, mas com menos contacto ósseo do que os controlos. Quando o tamanho do espaço foi aumentado (0,7-1,7 mm), verificou-se o desenvolvimento de uma fina camada de tecido mole à volta do implante.

C.J. Ivanoff (1996) efectuou um estudo para avaliar a influência da instabilidade inicial. Na cicatrização de implantes de titânio e concluiu que a mobilidade rotacional inicial não conduz necessariamente a uma integração inferior, mas a mobilidade total inicial do implante dentro da camada cortical resulta numa quantidade estatisticamente significativa de osso inferior à volta dos implantes, em comparação com controlos estáveis.

O domínio das competências cirúrgicas, a aderência adequada da broca e a utilização de brocas afiadas são factores que devem conduzir a uma proporção precisa do local. Isto melhora a taxa de sucesso da terapia com implantes, optimizando o contacto do implante com o osso.[1]

A instabilidade pode ser corrigida através do aprofundamento do local da cirurgia para envolver o osso cortical mandibular inferior ou o osso cortical nasal no maxilar, ou através da utilização de um implante mais largo (4,0 mm). Quando o osso esponjoso solto está envolvido durante os passos iniciais da perfuração, pode ser indicada a eliminação da perfuração mecânica e a colocação de um implante auto-roscante.

c) Cicatrização prejudicada e infeção devido a um desenho incorreto do retalho ou outros:

A cicatrização de feridas é uma das considerações básicas em cirurgia. Um problema com a cirurgia de implantes dentários é que a maioria dos dispositivos de implantes é inserida num campo contaminado, ou seja, na cavidade oral.

A conceção incorrecta do retalho pode levar a uma infeção precoce no local do implante, o que comprometeria o estado do implante. [1]

Os sinais clínicos de infeção observados durante o período pós-operatório submerso podem levar a um aumento do risco de fracasso do implante. Contudo, a deiscência precoce da ferida dos implantes submersos também pode ser observada em relação a suturas mal retidas, adaptação inadequada do retalho ou uso prematuro de uma prótese.[11]

Num estudo que demonstra qual a incisão, crestal ou vestibular, mais adequada para o acesso aquando da colocação de implantes dentários. Hunt estudou o efeito do desenho do retalho na cicatrização e na osteointegração de implantes dentários. Concluiu que não existe um desenho de retalho único que pareça ótimo para a cirurgia de implantes. Recomendou que os procedimentos cirúrgicos básicos, o desenho do retalho, o fornecimento de sangue, a visibilidade, o acesso e o encerramento primário são os factores que devem ser considerados na colocação de implantes.

d) Sobreaquecer o osso e exercer demasiada pressão:

A elevação mínima da temperatura durante a perfuração cirúrgica do osso é um fator chave na técnica cirúrgica atraumática. O controlo da temperatura durante a preparação da osteotomia é um fator importante, quando se pretende uma osteointegração antecipada. O sobreaquecimento ocorre devido à aplicação de pressão excessiva, instrumentos cegos, falta de líquido de refrigeração adequado e técnica cirúrgica inadequada. A morte das células ósseas ocorre a uma temperatura de 47°C ou superior, quando a perfuração é efectuada durante 1 minuto. [8] (Necrose por calor)

Existe uma forte correlação entre o sobreaquecimento do osso e a falha do implante. Por conseguinte, a experiência e a competência clínicas são factores importantes para evitar este tipo de falha. Além disso, a pressão excessiva sobre o implante conduzirá à perda de osso devido à necrose das células ósseas.

Devido aos danos nas células ósseas, forma-se uma interface de tecido conjuntivo entre o implante e o osso viável, levando assim à perda de integração. [1]

Um ligeiro sobreaquecimento, que não é prejudicial, pode causar perda óssea pós-operatória em redor do local do implante. Recomenda-se a utilização de uma velocidade não superior a 2.000 rpm com uma série graduada de tamanhos de brocas e que a irrigação externa ajude a evitar o aquecimento do osso.

No entanto, num estudo realizado por Iyer et al, foi observada uma relação inversa entre a velocidade de perfuração e a produção de calor. Concluiu-se que, ao utilizar uma broca de carboneto, a perfuração a alta velocidade (máximo de 400.000 rpm) arrefecida a água, produziu significativamente menos calor do que a perfuração a baixa velocidade (máximo de 2000 rpm) ou a velocidade intermédia (máximo de 30.000 rpm). [1]

e) Espaço inadequado entre implantes:

A maioria dos fabricantes de implantes recomenda um espaço de 4 mm a 7 mm entre os implantes vizinhos para permitir um espaço biológico suficiente para evitar a necrose que pode ocorrer devido a uma diminuição do fornecimento de sangue. Além disso, um espaço suficiente entre os implantes permitirá manter um protocolo de higiene adequado.

O espaço mínimo proposto entre um implante e um dente natural vizinho não deve ser inferior a 3 mm, para evitar o comprometimento da irrigação sanguínea do ligamento periodontal, enquanto o espaço mínimo entre dois implantes adjacentes deve variar entre 3 mm e 5 mm, dependendo do tipo de osso, ou seja, em osso muito denso (tipo I), o espaço mínimo não deve ser inferior a 5 mm para evitar o sobreaquecimento e a subsequente morte das células ósseas. No entanto, no osso esponjoso (tipo III e IV), esta distância pode ser tão pequena como 3 mm, devido à natureza do osso esponjoso, que não estará tão sujeito ao perigo de sobreaquecimento como o osso do tipo I.

f) Colocação do implante em locais de enxertos ósseos imaturos:

Misch afirma que se acredita que uma das causas mais comuns de fracasso dos implantes relacionados com a prótese é a carga demasiado rápida da prótese suportada pelo implante. O problema com a colocação de implantes em osso enxertado é a calendarização; ou seja, se o implante for carregado antes de o osso circundante amadurecer, passando de osso tecido para osso lamelar, a incidência de fracasso é muito maior devido à natureza do osso tecido.

O osso tecido é o primeiro e mais rápido tipo de osso a formar-se à volta da interface do implante. Está apenas parcialmente mineralizado e apresenta estruturas desorganizadas incapazes de suportar tensões à escala real. Por outro lado, o osso lamelar é ideal para o suporte protético de implantes.

O período de espera é obrigatório para a sobrevivência do implante nos casos de locais com osso enxertado (de 6 a 9 meses). Qualquer tentativa de colocar este implante em funcionamento antes do tempo previsto significa que o tecido ósseo seria carregado. Isto afecta negativamente a sobrevivência do implante.

Por outro lado, existe uma correlação entre a quantidade de osso que contém o implante e a capacidade de utilização do implante a longo prazo, o que explicaria o período de espera. Keller et al relataram uma sobrevivência de 85% dos implantes colocados em osso enxertado, enquanto R.D. Listrom et al relataram uma sobrevivência de 77%.

A colocação de um implante em osso enxertado imaturo não proporcionará ao implantologista um contacto íntimo entre o implante e o osso, o que é essencial para que o implante resista ao torque aplicado. Colocando o implante em osso fresco maduro, obtém-se o máximo contacto entre o implante e o osso.

g) Colocação do implante num alvéolo infetado ou numa lesão patológica:

Os implantes dentários podem falhar devido a 1) colocação do acessório numa cavidade infetada (colocação imediata do implante) 2) uma lesão patológica existente (por exemplo, quisto) ou 3) migração da infeção de um dente vizinho através da medula.

Durante a fase inicial de osseointegração, o implante é particularmente vulnerável à infeção de uma lesão endodôntica adjacente. Foi sugerido que um implante não tem a capacidade de resistir a qualquer desafio bacteriano durante a primeira fase da osteointegração e que uma lesão endodôntica pode viajar através dos espaços medulares e contaminar um implante adjacente. Essa vulnerabilidade poderia ser explicada pela ausência de um ligamento periodontal e porque, após a colocação de um implante, o osso interfacial sofre reabsorção, conforme proposto por Branemark et al.

Outra situação que pode levar ao insucesso é a colocação imediata de um implante num alvéolo infetado devido à presença prévia de um dente infetado (endodonticamente ou periodontalmente).

Tem sido considerado um pré-requisito para a osteointegração dos implantes que estes sejam colocados, completamente rodeados por osso de boa qualidade. Por conseguinte, tem sido recomendado um período de cicatrização de, pelo menos, 6 meses entre a extração de um dente e a colocação subsequente do implante. No entanto, não só o período de cicatrização atrasa o tratamento durante 6 meses, como também, por vezes, o resultado é comprometido porque a reabsorção pode deixar o processo alveolar demasiado fino para a colocação de implantes.

Rosenquist e Bjorn Grenthe (1996)32 estudaram a taxa de sucesso da colocação imediata de implantes em alvéolos de extração recentes e obtiveram uma taxa de sucesso de 93,6%, que é comparável aos resultados relatados nesses estudos, em que os implantes foram colocados após a cicatrização do alvéolo de extração.

Foi proposto por Novaes que a colocação de um implante num alvéolo com uma lesão crónica não resulta necessariamente em fracasso se forem tomadas certas precauções.

Deve ser feita a remoção completa do fator causal (dente) com um desbridamento cuidadoso e minucioso do alvéolo. Além disso, a utilização de antibióticos durante um mínimo de 2 dias no pré-operatório e 10 dias no pós-operatório reduzirá ou eliminará as hipóteses de contaminação bacteriana, de modo a que as células hospedeiras possam lidar com a situação residual.

Além disso, a colocação de um implante numa cavidade quística ou na sua proximidade não implica necessariamente uma falha imediata do implante. Mais tarde, pode ficar comprometido devido à expansão do quisto.

Em conclusão, através de um exame adequado e cuidadoso do doente e dos locais pretendidos para os implantes, o cirurgião pode melhorar a taxa de sucesso dos implantes dentários, evitando situações como a colocação em locais infectados.

h) Contaminação do corpo do implante antes da inserção:

O manuseamento contaminado do implante é um protocolo inadequado e pode alterar a química da superfície. Os graus padrão de titânio (não ligado e ligado) existem com uma superfície de óxido a temperaturas normais, com ar ambiente ou ambiente fisiológico normal que actua como meio oxidante.

As propriedades da superfície dos implantes devem-se a esta camada de óxido. Os parâmetros de oxidação, como a temperatura, o tipo e a concentração de elementos oxidantes e eventuais contaminantes, influenciam as propriedades físicas e químicas do produto final do implante.

O implante pode estar contaminado devido a erros de fabrico, pelo operador, por instrumentos que não sejam de titânio ou por bactérias (cavidade oral). Uma superfície de implante contaminada pode levar a uma osteointegração precoce.

Uma superfície de implante contaminada com bactérias pode ser derivada da contaminação da placa enquanto o implante está a ser inserido. As bactérias povoam a superfície, colonizam e tornam-se resistentes aos antibióticos. Isto afectará diretamente os tecidos que rodeiam os implantes.

Curiosamente, a autoclavagem de um implante contaminado irá cozer as bactérias na superfície do implante, de modo que, quando o implante é colocado no corpo, torna-se quase impossível para as células fagocíticas limparem este material. Este facto pode contribuir para o insucesso de um implante, uma vez que impede a adaptação estreita do osso.

A superfície do implante deve ser limpa com uma unidade de descarga luminescente de radiofrequência ou com um limpador de plasma. Os implantes dentários também podem ser contaminados através da transferência de metal (o implante é agarrado com um instrumento que não seja de titânio).

Todos os instrumentos que entram em contacto com os implantes devem ter uma ponta de titânio para evitar a contaminação por óxido metálico. Outro fator que contamina a superfície do implante é o pó de luva, que actua como uma película sobre o corpo do implante se houver contacto.

É necessário ter o máximo cuidado durante o manuseamento dos implantes, para evitar a contaminação e, por sua vez, evitar a falha. [1]

3). SELECÇÃO DE IMPLANTES

"CONCEPÇÃO DE IMPLANTES E BIOMECÂNICA" - IMPACTO NA FALHA.

Tipo de implante incorreto em tipo de osso incorreto:

A tecnologia moderna proporcionou aos cirurgiões dentários e aos implantologistas uma variedade de sistemas e concepções de implantes. Para compreender o mecanismo de falha que ocorre nos implantes, é necessário um conhecimento completo da biomecânica e das caraterísticas de conceção do implante. A gestão biomecânica da carga depende de dois factores.

- O carácter da força aplicada.
- Área de superfície funcional sobre a qual a carga é dissipada.

CARÁCTER DAS FORÇAS APLICADAS AOS IMPLANTES DENTÁRIOS:

As forças são caracterizadas em termos de factores distintos, embora relacionados, como a Magnitude, a Duração, o Tipo, a Direção e a Ampliação.

a) Magnitude da força: os implantes dentários são sujeitos a cargas oclusais quando colocados em função. A magnitude da força de mordida varia em função das regiões anatómicas e do estado da dentição.

As forças de mordida variam de 50-500 psi, sendo as mais altas em parafunção (900 psi) após períodos prolongados de edentulismo, a base óssea torna-se menos densa. O osso menos denso pode deixar de ser capaz de suportar as forças de mordida fisiológicas normais nos implantes e levar ao fracasso.

Influência na seleção de biomateriais:

Materiais como o silicone, a hidroxiapatite e o carbono caracterizam-se por resistências finais demasiado baixas quando utilizados como material de implante primário, embora sejam bastante biocompatíveis com os tecidos biológicos.

Por conseguinte, estes são utilizados como revestimentos num material de substrato mais resistente. O titânio e as suas ligas são considerados os biomateriais de implantes mais biocompatíveis e bem sucedidos (Ti-6Al-4V).

Devido à grande aproximação do módulo de elasticidade ao do osso, o titânio é o material escolhido. (embora seja 6 vezes mais rígido do que o osso).

Falhas na conceção de implantes clínicos - Relacionadas com o biomaterial e a magnitude da força:

Misch[57] referiu dois exemplos de falhas de implantes que ocorrem devido a uma escolha incorrecta do biomaterial.

1. Os implantes de carbono vítreo optimizaram o módulo de elasticidade (rigidez) sem prestar a devida atenção às considerações de resistência final.

   Devido a uma resistência inadequada, desenvolveram-se microfissuras no corpo do implante e foi assim introduzida uma via de fluidos biológicos no pilar interno de aço inoxidável. Isto, por sua vez, resultou numa corrosão dramática e na subsequente libertação de iões metálicos para o ambiente oral. A inflamação grosseira dos tecidos levou finalmente ao fracasso. [57]

2. Os implantes de cerâmica A12O3 optimizaram a resistência final sem prestar a devida atenção ao módulo de elasticidade.

   O módulo de elasticidade da cerâmica é aproximadamente 33 vezes mais rígido do que o do osso. O resultado foi que a cerâmica mais rígida absorveu toda a carga oclusal e o osso interfacial sofreu um efeito de proteção contra o stress.

   O osso tem de receber mais de 50 microstrain para funcionar numa janela de tensão fisiológica. A cerâmica muito rígida, que transporta uma carga desproporcionada, conduzirá o osso a uma "atrofia por desuso" e resultará na falha do implante. [57]

b) Duração da força: Os dentes juntam-se durante a deglutição e a alimentação apenas por breves contactos. A duração da força é uma restrição importante que afecta a falha do implante

Os materiais que são sujeitos a cargas repetitivas correm um maior risco de falha por fadiga. A resistência à fadiga pode ser definida como a tensão mais elevada a que um material pode ser submetido repetidamente sem falhar. Este limite de resistência do material, quando excedido, resulta em falha.

A resistência à fadiga das ligas de titânio é 4 vezes superior à do titânio de grau I e quase 2 vezes superior à do titânio de grau 4. Por conseguinte, a fratura a longo prazo dos corpos e componentes dos implantes pode ser drasticamente reduzida com a utilização de ligas de titânio em vez de qualquer grau de titânio comercialmente puro.

Carga fora do eixo:

A carga fora do eixo de um implante ou dos seus componentes protéticos, mesmo com uma força de magnitude relativamente baixa, também pode causar falha e/ou fratura dos componentes do implante. Os implantes dentários são concebidos para serem carregados ao longo do seu eixo longo e o corpo do implante é particularmente suscetível à fratura devido à fadiga, com cargas de flexão no plano vestibulolingual. Estas cargas de flexão transversais podem ser causadas por contactos prematuros, bruxismo e implantes com ângulos significativos (> 45°). A capacidade dos implantes e dos parafusos do pilar para resistir à fratura devido a cargas de flexão está diretamente relacionada com o momento de inércia dos componentes. Este é uma função da geometria da secção transversal do componente. [57]

Os corpos dos implantes são particularmente susceptíveis à fratura por fadiga na extensão apical do parafuso do pilar dentro do corpo do implante ou no módulo da crista à volta de um parafuso do pilar que não tenha contacto direto (por exemplo, com um hexágono interno). Nestas regiões, a secção transversal do corpo do implante pode ser modelada como um anel semelhante à secção transversal de um tubo. Fórmula para a resistência à fratura por flexão = (raio exterior) 4 - (raio interior/).

A espessura da parede do corpo do implante nesta região controla a resistência à fratura por fadiga. Por conseguinte, concluiu-se que a redução da secção transversal anular conduz a um menor momento de inércia e, por sua vez, resulta na falha do implante

c) Tipo de força: A força pode ser dividida em três tipos.

- Compressão
- Tensão
- Cisalhamento

O osso é mais forte quando carregado em compressão, 30% fraco em forças de tração e 65% fraco em cargas de cisalhamento. Assim, quanto maiores forem as forças de cisalhamento, maior será a fratura do osso e maior será a incidência de falhas. Assim, as forças de cisalhamento devem ser minimizadas através da alteração do desenho do implante. [57]

Influência do desenho do corpo do implante: [57]

Um corpo de implante cilíndrico liso resulta essencialmente numa força de cisalhamento na interface entre o implante e o osso. Recomenda-se a utilização de um sistema de retenção microscópico através do revestimento do implante com titânio ou hidroxiapatite para implantes lisos.

Os implantes roscados têm a capacidade de transformar o tipo de força imposta na interface óssea através do controlo cuidadoso da geometria da rosca. Basicamente, existem três formas de rosca

- Quadrado
- Em forma de V
- Contraforte

Sob cargas axiais num implante dentário, a face de uma rosca em V é comparável à rosca de reforço, onde o ângulo da face é semelhante e possui uma componente de força de corte aproximadamente 10 vezes superior à da rosca quadrada ou de potência.

Uma redução da carga de cisalhamento na interface entre a rosca e o osso reduz o risco de sobrecarga, o que é particularmente importante no osso D3 e D4 comprometido.

Falha na conceção do implante clínico relacionada com o tipo de força:

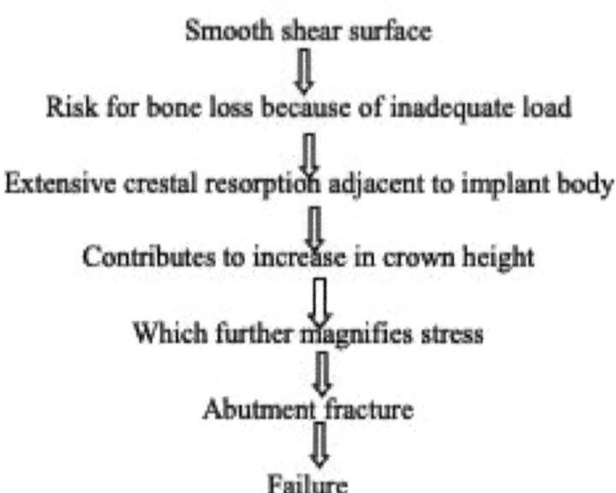

d) Direção da força:

A anatomia do maxilar e da mandíbula, os padrões de reabsorção após edentulismo prolongado, os rebaixos ósseos, condicionam a colocação do implante e, consequentemente, a direção da força.

Na sua maioria, todos os rebaixos ocorrem nos aspectos faciais do osso, com exceção do maxilar posterior. Por conseguinte, os corpos dos implantes são frequentemente inclinados para a lingual para evitar a penetração no rebaixo facial durante a inserção.

O osso é mais forte quando carregado no seu eixo longo, tanto em compressão como em tensão. Um desvio de 30° - diminui a resistência à compressão em 11% e a resistência à tração em 25%.

Influência da direção da força na conceção do corpo do implante: [57]

À medida que o ângulo de carga aumenta, as tensões à volta do implante aumentam, o que predispõe à falha.

Praticamente todos os implantes são concebidos para serem colocados perpendicularmente ao plano oclusal. Isto permite uma maior carga axial, reduzindo assim o stress da crista

.

O alinhamento axial coloca menos tensão nos componentes do pilar e diminui o risco de fratura a curto e longo prazo. O ângulo da face da rosca ou do platô pode alterar a direção da carga da prótese para a conexão do pilar, para uma direção de força diferente no osso.

O desenho da rosca de alimentação pode suportar a carga axial ao longo da prótese até à ligação do pilar e transferir uma carga mais axial ao longo do corpo do implante para comprimir o osso.

e) Ampliação da força:

Vários factores podem levar a uma ampliação da força, que é uma razão potencial para a falha do implante.

a. Colocação cirúrgica resultando em angulação extrema

b. Doente com hábitos parafuncionais

c. Cantilevers

d. Aumento da altura da coroa

e. Tipo de osso: O osso D4 é 10 vezes mais fraco do que o osso D1. Solução: A utilização
de implantes múltiplos para aumentar a área de superfície funcional é indicada quando um caso clínico apresenta um desafio de ampliação de força.[57]

II. ÁREA DE SUPERFÍCIE: INFLUÊNCIA NA FALHA:

A área de superfície total é uma área passiva que não participa na transferência de carga.

A área de superfície funcional é definida como a área que serve ativamente para dissipar cargas compressivas e de tração não cisalhantes através da interface implante-osso e que proporciona a estabilidade inicial do implante após a colocação cirúrgica.

i) Restrições anatómicas na otimização da área de superfície:

a) Volume ósseo: O volume do osso disponível depende da localização anatómica, bem como do grau de reabsorção óssea. O volume ósseo original em largura é maior nas regiões posteriores da boca. A largura do osso na região anterior é de aproximadamente 6 mm, pelo que os implantes de 4 mm de diâmetro são mais frequentemente utilizados. Enquanto na região posterior a largura é de 7 mm, pelo que podem ser utilizados implantes de 5 mm de diâmetro.

b) Qualidade do osso: Branemark descreveu quatro tipos de osso que abrangem a maioria das situações. Os tipos de osso tipo I, II e III têm córtex suficiente para estabilizar o implante aquando da instalação e têm força suficiente para manter os implantes integrados em função. O osso do tipo IV tem pouco córtex e uma resistência interna mínima. Os relatórios anteriores sobre o sucesso/insucesso dos implantes não deram ênfase suficiente à qualidade do osso.

Engquist tentou correlacionar a perda de fixações em pacientes com próteses sobrepostas com a qualidade do osso. Foi registada uma taxa de insucesso de 35% em osso tipo IV. Robert A. Jaffin e Charles L. Berman (1991) apresentaram uma análise da perda de fixações ao longo de 5 anos. Na colocação de 1.054 implantes Branemark consecutivamente instalados e descobertos, colocados em osso tipo IV, a perda de fixações foi muito superior à registada noutros tipos de osso (44% na maxila; 37% na mandíbula), onde a taxa de insucesso foi apenas (3,6% na maxila e 1,2% na mandíbula anterior; 6,8% na mandíbula posterior).

Do osso D1 ao D4, a percentagem de osso na interface implante-osso diminui. O osso D4 tem a resistência biomecânica mais fraca e a área de contacto mais baixa para dissipar a carga na interface implante-osso.

Por conseguinte, é necessária uma área de superfície funcional melhorada por unidade de comprimento do implante para reduzir o stress mecânico deste osso fraco.

ii) Macrogeometria do implante e caraterísticas de conceção:

A estrutura tridimensional do implante, com todos os elementos e caraterísticas que a compõem, é designada por desenho do implante. O tipo de interface protética, a presença ou ausência de roscas, as macro-irregularidades adicionais e a forma ou contorno do implante são considerados alguns dos aspectos mais importantes da conceção do implante.

Os implantes dentários podem ser classificados como roscados e não roscados, cilíndricos ou de encaixe por pressão. As empresas de implantes têm vindo a utilizar uma infinidade de caraterísticas adicionais para acentuar ou substituir os efeitos das roscas. Estas caraterísticas incluem aberturas, ranhuras, caneluras, entalhes e perfurações de várias formas. Os implantes podem ser ocos ou sólidos, com uma forma paralela, cónica ou escalonada, e uma extremidade apical plana, redonda ou pontiaguda.

a) Efeitos do design/Geometria da rosca: As roscas são utilizadas para maximizar o contacto inicial, melhorar a estabilidade inicial, aumentar a área de superfície do implante e favorece a dissipação do stress interfacial.

A área de superfície funcional por unidade de comprimento do implante pode ser modificada através da variação de 3 parâmetros:

- Passo de linha
- Forma do fio
- Profundidade da linha

O desenho original do parafuso foi modificado ao longo dos anos para permitir uma colocação mais simples e mais eficiente e uma melhor distribuição da carga. Recentemente, foi introduzido o conceito de implantes de "rosca dupla" ou "rosca tripla". Pensa-se que estes implantes se enroscam mais rapidamente no local da osteotomia para proporcionar uma maior estabilidade inicial. Requerem mais binário para a colocação. O osso esponjoso de tipo IV é a principal indicação para utilização. No entanto, o número de roscas, a profundidade das roscas e a área de superfície funcional global são exatamente os mesmos, quer o corpo do implante tenha roscas duplas ou triplas.

Outra abordagem recente foi a introdução de um desenho de rosca arredondada que afirma induzir a osteo-compressão.

A geometria da rosca é um mediador tão poderoso da transferência de carga, que uma atenção cuidadosa à conceção da rosca pode anular uma vantagem percebida de um implante mais largo e/ou cónico.

b) Desenho incorreto do implante: Este fator parece afetar a taxa de sucesso dos implantes dentários, como foi demonstrado por vários investigadores. Parece que os implantes ocos (ou seja, o cesto oco) afectam negativamente a taxa de sucesso mais do que os cilindros sólidos, devido ao espaço morto que é suscetível de infeção.

Sugere-se que os implantes sólidos são melhores do que os implantes ocos para um sucesso a longo prazo. Num estudo diferente, foi afirmado que os implantes cilíndricos e aparafusados são melhores do que os implantes cónicos ou escalonados do ponto de vista da distribuição do stress.

Um sistema de design press fit oferece a vantagem de facilitar a colocação mesmo em locais difíceis. Por exemplo: na parte posterior do maxilar, em osso D4 muito macio, um implante roscado necessita de uma peça de mão 70:1 para ser inserido, porque a chave de mão não cabe numa área tão estreita. Os sistemas de encaixe por pressão também são mais fáceis e rápidos de colocar, porque a batida do osso, a velocidade de rotação e a direção da força na inserção do implante são menos relevantes. Os implantes com uma superfície rugosa ou nos quais a aposição óssea é mais rápida têm geralmente uma menor prevalência de fracasso precoce do implante quando comparados com os implantes em forma de parafuso de titânio maquinado.

c) Número de implantes: A maioria dos autores concorda que um grande número de implantes para suportar a prótese é um fator importante que reduz a falha do implante. Misch afirmou que a utilização de mais implantes diminui o número de pônticos e a mecânica e tensões associadas à prótese, e dissipa as tensões mais eficazmente para a estrutura óssea (especialmente na crista). Também aumenta a interface osso-implante e melhora a capacidade da restauração fixa para suportar forças.

Contrariamente a isto, Smith et al. relacionaram o aumento do número de implantes com a elevada taxa de insucesso causada pela contaminação da ferida que pode ocorrer devido ao longo tempo de funcionamento.

English, explicou que a área máxima da superfície óssea e a densidade óssea são requisitos para a resistência a longo prazo à sobrecarga oclusal. Concluiu que o aumento da área de superfície através do aumento do número de implantes é um objetivo primordial para alcançar o sucesso a longo prazo dos implantes dentários.

d) Largura/diâmetro do implante: [57]

A largura do implante (especialmente na área da interface) é considerada um fator que contribui para o sucesso ou insucesso. Misch afirmou que o principal critério que afecta a sobrevivência a longo prazo dos implantes endósteos é a largura do osso disponível.

O aumento da largura aumenta a área de superfície sobre a qual as forças oclusais podem ser dissipadas. No entanto, não é necessária uma largura igual à da dentição natural nos implantes, uma vez que estes são muito mais rígidos do que os dentes naturais. Este facto pode provocar um efeito de proteção contra o stress, levando a uma menor carga no osso e, consequentemente, resultando na sua reabsorção.

Rangert et al afirmaram que um implante de 4 mm tem uma resistência à fadiga que é aproximadamente 30% superior à dos implantes de 3,75 mm. Os implantes com forma de raiz de 4 mm têm uma área de superfície 33% maior do que os implantes de 3 mm.

No entanto, a anatomia da crista óssea restringe normalmente a largura do implante a menos de 5,5 mm, exceto em situações limitadas. A colocação de um implante estreito num rebordo largo, especialmente na área posterior, é um fator comprometedor para o sucesso a longo prazo, porque o desenho de menor diâmetro tem maiores tensões na crista que aumentam para a parte posterior. [57]

O diâmetro do implante deve ser selecionado na fase pré-operatória de acordo com a largura óssea disponível, os requisitos estéticos, a análise da carga e do stress, os dentes naturais vizinhos e o espaço disponível na arcada.

A utilização de um implante largo num rebordo estreito resulta em deiscência labial ou lingual que deixa o implante afetado pelas tensões de cisalhamento prejudiciais. Em geral, é aconselhável utilizar um implante de grande diâmetro, de acordo com a largura óssea disponível, porque oferece uma maior área de superfície, um maior envolvimento mecânico do osso cortical e rigidez inicial.

e) Comprimento do implante: Existe uma grande variedade de comprimentos de implantes

, entre 7 mm e 20 mm, sendo que os mais utilizados se situam entre 10 mm e 16 mm, tal como proposto por Misch.

Normalmente, o comprimento do implante é preconizado pela quantidade de altura óssea disponível. A taxa de sucesso é proporcional ao comprimento do implante e à quantidade e qualidade do osso disponível.

O sucesso a longo prazo do implante depende da quantidade de contacto osso-implante. Por conseguinte, a colocação de um implante curto num local onde o osso permite um comprimento maior (ou seja, um implante de 8 mm num rebordo de 12 mm) resultaria numa maior concentração de tensão, levando à falha subsequente do implante.

Isto é apoiado pelos resultados de Block et al, que sugerem que os implantes mais curtos, que têm menos contacto com o osso e fornecem menos suporte mecânico, são perdidos com mais frequência quando comparados com implantes mais longos.

Foi provado noutro estudo que a maior parte da tensão máxima da carga lateral pode ser dissipada igualmente por implantes com 10-15 mm de comprimento, em comparação com implantes com 20-30 mm de comprimento.[61]

A análise biomecânica apoia a opinião de que os implantes mais compridos não são necessariamente melhores. Em vez disso, existe um comprimento mínimo de implante para cada densidade óssea, dependendo da largura e do desenho,

As considerações anatómicas são muito importantes para decidir o comprimento do implante. Por exemplo, na mandíbula posterior, pode ser necessário o reposicionamento do nervo. No maxilar posterior, podem ser necessários enxertos sinusais com osso sintético antes da colocação do implante. Dependendo do tipo de osso, pode ser decidido o comprimento do implante.

A resistência à carga lateral é proporcionada pela força do osso e pelo contacto íntimo entre o osso e o implante. Assim, os implantes mais longos simplesmente não são necessários no osso Di, devido a um osso cortical homogéneo. Ao passo que no osso mais macio é frequentemente sugerido um maior comprimento.

A relação coroa - corpo do implante afecta a aparência da prótese final, juntamente com a quantidade de momento de força sobre o implante e a crista óssea circundante. Quanto maior for a relação coroa - implante, maior será a quantidade de força com qualquer força lateral. Isto significa que o implante com um rácio coroa/implante desfavorável será mais influenciado pelas forças laterais. Por conseguinte, deve ser utilizado o comprimento máximo do implante para obter a maior estabilidade da prótese sobrejacente.[1]

IV) PROBLEMAS DE RESTAURAÇÃO:

a) Excesso de cantilever:

Desde a introdução da prótese cantilever suportada por implantes para a arcada completamente edêntula, o cantilever tornou-se uma modalidade mais aceite na implantologia dentária. Para pacientes parcialmente edêntulos, coloca cargas deslocadas nos pilares do implante e resulta em maiores forças de tração e de corte na fixação do cimento ou do parafuso.

Muitos problemas podem estar associados a cantilevers suportados por implantes dentários. Estes problemas incluem a fratura da prótese, a perda de osseointegração e a fratura óssea. Os cantilevers podem ser suportados por dentes naturais, implantes dentários ou ambos. Podem estar numa orientação distal ou mesial ou opostos por dentes naturais, uma ponte fixa ou uma prótese completa. O cantilever pode ser utilizado em pacientes parafuncionais ou não-parafuncionais. Todas estas variantes podem afetar diretamente a taxa de sucesso dos cantilevers; por exemplo, o cantilever clássico sobre implantes anteriores colocados no osso D1 explica a sua própria taxa de sucesso elevada, ao contrário das unidades em cantilever suportadas por implantes colocados no osso D4.

Rangert afirmou que a colocação de implantes é um fator crucial a considerar numa prótese posterior de três unidades. Se essa prótese for suportada por dois implantes e tiver um dente em cantilever, o movimento de flexão pode ser duas vezes superior ao de uma prótese em que ambas as extremidades são suportadas. Com as forças oclusais a atuar sobre o cantilever, o implante torna-se um fulcro e é sujeito a forças axiais de rotação e torção. Por fim, English afirmou que os cantilevers estendidos distalmente devem ser abordados com mais cautela, uma vez que é encontrada uma maior magnitude de forças oclusais nas áreas do primeiro e segundo molares. Extensões do tipo dedo para evitar a extrusão de um segundo molar superior podem ser suficientes.

b) Pilares de cais:

Devido à diferença na deslocação axial média entre os dentes naturais e os implantes dentários, a colocação do implante numa situação de cais é significativa. A rutura dos tecidos de suporte é extremamente rápida, uma vez que o implante dentário irá suportar a maior parte da carga devido à diferença na deslocação axial média. Foram desenvolvidas muitas soluções para evitar a ligação rígida. Scher recomendou a utilização de um conetor não rígido na mesial do implante entre os pônticos do primeiro e segundo pré-molares. Misch explicou que, quando o implante serve de pilar de cais, o dente natural pode não ser cimentado porque o implante pode atuar como um fulcro. Recomendou também a utilização do elemento de quebra de tensão. Mudar a situação de uma cavilha para uma prótese total suportada por implantes pode evitar muitos problemas que surgiriam com um pilar de cavilha.

c) Não há ajuste passivo:

A obtenção de um ajuste passivo durante a inserção da prótese é considerada uma das chaves para o sucesso dos implantes dentários. Um ajuste passivo reduz as tensões a longo prazo na superestrutura, nos componentes do implante e no osso adjacente aos implantes. A ausência de um ajuste passivo pode manifestar-se clinicamente por dor e desconforto a curto prazo, e afrouxamento ou fratura dos componentes do implante a longo prazo, devido a tensões excessivas no osso peri-implantar.[9]

De acordo com Rangert et al, o ajuste passivo deve existir ao nível de 10-um e é necessário para alcançar uma distribuição óptima da carga. Vários autores encontraram uma correlação positiva entre o tamanho da discrepância de ajuste e a tensão na superestrutura.

Alguns dos factores que prejudicam a obtenção de uma adaptação passiva são as alterações dimensionais das restaurações de ceramometria durante os ciclos de cozedura, técnicas de moldagem inadequadas, aplicação incorrecta do espaçador e utilização de um tipo de metal inadequado para a fundição.

Um ajuste passivo é considerado um fator importante para o sucesso dos implantes dentários. No entanto, existem poucos dados que permitam determinar a taxa de insucesso com um ajuste não passivo. Foram aplicados muitos procedimentos para evitar a não passividade, tais como a segmentação da tentativa metálica (no caso de uma extensão longa) e a sua ressoldagem correta para compensar as alterações dimensionais[9].

d) Encaixe incorreto do pilar:

A imobilidade dos componentes do implante dentário é um requisito para o sucesso. É fundamental conseguir um ajuste correto da interface pilar-fixação. O bloqueio incorreto entre as duas partes do dispositivo de implante anti-rotacional conduz a um aumento do componente microbiano, com subsequente perda óssea e rápida falha da união aparafusada.

Jorsten Jemt (1996)[41] efectuou um estudo para analisar a potencial consequência do desajuste na reabsorção óssea marginal em relação a próteses suportadas por implantes em maxilares edêntulos. Não foi possível determinar correlações estatísticas entre as alterações observadas no nível ósseo marginal e os diferentes parâmetros de desajuste da prótese.

Existe uma correlação direta entre o desajuste rotacional do pilar do implante e a falha da união aparafusada, provavelmente devido ao micro movimento entre os componentes do implante. Quando não existe um desajuste rotacional, o pilar encaixa imediatamente no hexágono externo e a carga é transferida para o hexágono externo e é dissipada através do alívio das tensões de compressão nos componentes fixados. Quando não há contacto imediato devido ao desajuste rotacional, o pilar continua a rodar e mais pré-carga é dissipada durante este movimento.

Recomenda-se que o ajuste dos componentes dos implantes dentários seja verificado, antes da realização da moldagem, através de um exame clínico e radiográfico de qualquer desajuste que possa conduzir a tais complicações. [2]

e) Esquema oclusal incorreto:

Os factores oclusais são um requisito primário para a sobrevivência a longo prazo, porque um padrão oclusal deficiente aumenta e localiza as forças. Estes factores podem levar a complicações mais frequentes das próteses e do suporte ósseo. O padrão oclusal dos implantes dentários foi derivado dos conceitos oclusais básicos dos dentes naturais. No entanto, o trauma oclusal nos implantes dentários é mais ofensivo do que nos dentes naturais devido à diferença de dissipação de forças e às diferenças na propriocepção.

Os traumatismos oclusais podem ser mais rapidamente destrutivos e agressivos para os implantes dentários. Os materiais oclusais, a biomecânica óssea, as forças, a distribuição de tensões, a dimensão vertical, a oclusão cêntrica e as excursões laterais são factores importantes que devem ser considerados para obter uma oclusão equilibrada e uma taxa de insucesso reduzida.[2]

f) Complicações mecânicas:

Melvyn S. Schwarz (2000) 34 dividiu amplamente as complicações mecânicas dos componentes dos implantes em

- Desaperto do parafuso
- Fratura do parafuso
- Fratura da fixação

Para compreender as complicações associadas aos parafusos, é necessário conhecer a mecânica dos parafusos do implante.

Mecânica dos parafusos: Quando duas partes são unidas por um parafuso, esta unidade é designada por junta aparafusada. O parafuso só se solta se as forças externas que tentam separar as peças forem maiores do que a força que as mantém juntas.

As forças que tentam separar as peças são designadas por forças de separação das juntas. As forças que mantêm as peças juntas são designadas por forças de aperto. As forças de separação das juntas não precisam de ser completamente eliminadas para evitar o afrouxamento dos parafusos. As forças de separação devem apenas permanecer abaixo do limiar da força de aperto estabelecida. Se a junta não se abrir quando é aplicada uma força, o parafuso não se solta. Assim, existem dois factores principais envolvidos na manutenção dos parafusos dos implantes apertados

1) maximizar a força de aperto

2) minimizar as forças de separação das articulações.

O binário pode permitir a separação da junta e resultar em falha por fadiga ou afrouxamento do parafuso. Um binário demasiado elevado pode provocar a falha do parafuso ou o desgaste das roscas do parafuso. O binário aplicado desenvolve uma força no interior do parafuso denominada pré-carga. A pré-carga do parafuso é igual em magnitude à força de aperto.

Teoricamente, a pré-carga máxima é desenvolvida imediatamente antes de ocorrer a fratura por torção do parafuso. Por conseguinte, para aumentar a pré-carga e minimizar o risco de fratura do parafuso durante a utilização, é estabelecida uma margem de segurança. De uma forma simplista, os binários de aperto óptimos podem ser calculados utilizando 75% do binário final até aos valores de rutura.

Por outras palavras, o valor de binário ideal pode ser calculado aliviando um parafuso até este falhar; 75% deste valor é o binário ideal a aplicar ao parafuso. Desta forma, é possível desenvolver uma força de aperto significativa com um risco mínimo de fratura do parafuso.

Um estudo interessante que avaliou o efeito da experiência do operador na quantidade e consistência do binário gerado durante o aperto manual de componentes de implantes concluiu que os médicos dentistas devem utilizar algum tipo de instrumento mecânico de aplicação de binário para garantir um aperto consistente dos componentes de implantes, devido à variação da sensação tátil do objeto de teste.

Misch[57] recomendou, aquando da entrega inicial do dispositivo de coping, que o parafuso fosse apertado até aproximadamente dois terços a três quartos da força de torque final e, após 4 semanas, pode ser apertado até à força de torque total de 20 Ncm . Mais de 20 N-cm de força de torque pode levar à falha do implante , dependendo da superfície do implante utilizada (ou seja, jato mecânico, ataque ácido, etc.). Um estudo relatou que as superfícies de ataque ácido resistiram melhor às forças de contra-torque do que as superfícies de jato ou mecânicas

A realidade clínica é que as restaurações de implantes estão continuamente sujeitas a forças de separação da articulação. Estas forças incluem:

- Contactos centrados fora do eixo

- Pilares angulares
- Mesa oclusal larga
- Contactos interproximais.
- Contactos cantilever.
- Quadro não passivo.

Minimização das forças de separação das articulações clínicas:

As forças de separação das articulações podem ser grandemente influenciadas pelo braço de momento através do qual a força é aplicada.

Ângulos excessivos do implante ou cantilevers da prótese podem ampliar rapidamente os contactos cêntricos não alinhados com o eixo longo do implante e podem aumentar o braço de momento de separação da articulação. A colocação precisa do implante e o planeamento do tratamento são o primeiro passo crucial para manter os parafusos do implante apertados.[57]

A oclusão desempenha um papel primordial na manutenção dos parafusos do implante apertados. Os contactos em excursões laterais actuam como forças de separação e devem ser evitados sempre que possível.

As forças de separação mais frequentemente negligenciadas são os contactos cêntricos fora do eixo. Os contactos cêntricos normais nas pontas das cúspides dos molares podem exceder o limiar da força de aperto, especialmente se a força oclusal geral gerada pelo paciente for grande. Esta teoria pode explicar a elevada incidência de desaperto de parafusos em molares de implantes unitários.

Os contactos interproximais intensos também podem exercer forças laterais excessivas numa coroa de implante, resultando no afrouxamento do parafuso. Os incidentes de desaperto de parafusos aumentam se uma estrutura não passiva for forçada a encaixar através do aperto de parafusos. A estrutura original aplica forças de separação articular à sua posição original. Todas as estruturas não passivas devem ser seccionadas e soldadas para assegurar o encaixe passivo.

g) Ligação dos implantes aos dentes naturais: [57]

A ligação de implantes a dentes naturais com uma prótese parcial fixa pode normalmente levar a parafusos soltos no pilar do implante.26 A ligação de dentes naturais a implantes dentários é controversa e não está resolvida. Devido à diferença entre os movimentos dos dentes naturais e dos implantes dentários nas direcções vertical e lateral, devido às potenciais diferenças na forma como os dentes naturais e os implantes reagiriam a cargas estáticas e dinâmicas, e devido à diferença na propriocepção, as ligações rígidas entre implantes e dentes são questionáveis.

O implante é imóvel em relação ao dente natural, que pode mover-se dentro dos limites do seu ligamento periodontal. As forças oclusais sobre o dente natural podem ter um efeito de cantilever sobre o implante, gerando uma carga máxima resultante até duas vezes a força aplicada. Grande parte desta força de cantilever concentra-se na articulação entre a coroa do implante e o parafuso do pilar, podendo levar à falha.[26] Sempre que anatomicamente possível, deve ser evitada a ligação dos implantes aos dentes naturais.[9]

Não podemos concentrar-nos apenas na eliminação de parafusos soltos. Temos também de eliminar a causa do desaperto do parafuso. O perigo para os doentes reside no facto de que, se o parafuso não se soltar, podem ser dirigidas forças excessivas para locais mais prejudiciais no sistema. A colocação correta do implante, o ajuste da estrutura e o ajuste oclusal tornam-se ainda mais importantes à medida que as articulações aparafusadas melhoram.

Se estes fundamentos não forem abordados, conexões de parafuso mais estáveis podem resultar em corpos de implante fracturados ou perda de crista óssea. Os parafusos soltos devem ser vistos como um sintoma clínico que pode indicar que as forças não estão devidamente equilibradas numa determinada restauração de implante.

Incidência de afrouxamento de parafusos de acordo com um estudo retrospetivo.

- Implantes ITI-8,7%
- Pilar cónico sólido - 3,6%

Depois de os parafusos se soltarem, a fadiga do metal pode resultar na fratura do parafuso. Embora tanto o parafuso de retenção da prótese como o parafuso do pilar possam falhar, é o parafuso do pilar dos sistemas de duas fases que fracturam mais frequentemente. (Isto deve-se ao facto de as forças oclusais serem ampliadas pelo longo braço de alavanca para a interface de fixação do pilar, que está localizada na crista alveolar). Fratura do pilar: Melvin S. Schwarz (2000) afirma que a fratura do encaixe é a falha mais catastrófica do hardware do implante, porque normalmente causa a perda do implante.

Quanto mais tempo os dispositivos são carregados, a incidência de fratura aumenta, demonstrando que a fadiga do metal e a subsequente fratura é um fenómeno dependente do tempo.

De acordo com uma análise retrospetiva, a grande maioria das fracturas de implantes ocorreu na região posterior, em combinação com cantilevers e bruxismo ou forças oclusais pesadas, levando a uma sobrecarga de flexão.

As fracturas de fixação podem ser minimizadas através da utilização de fixações de maior diâmetro, da utilização de uma terceira fixação e da deslocação da fixação de modo a obter um efeito de tripé. A maior dimensão das paredes dos implantes, em conjunto com a resistência superior do CPTi tipo IV trabalhado a frio, produz um implante que é suficientemente forte para resistir a forças oclusais pesadas fora do eixo. [57]

Incidência de fratura do fixador de acordo com a análise retrospetiva: até 5% para o fixador de diâmetro padrão, 12,5% na maxila; 14,3% na mandíbula.

h) Momentos flectores:

A sobrecarga de flexão pode ser definida como uma situação em que as forças oclusais sobre uma prótese implanto-suportada exercem um momento de flexão na secção transversal do implante na crista óssea, levando à perda óssea marginal e/ou eventual fadiga do implante.[86]

Quirynen et al e Hoshaw et al demonstraram, tanto clínica como experimentalmente, que a reabsorção óssea à volta de um implante pode ser causada por uma sobrecarga. Isto irá induzir momentos de flexão no implante. Além disso, a análise de implantes fracturados recuperados clinicamente e os testes de fadiga invitro em componentes de implantes demonstraram que a sobrecarga de flexão é um fator causal da fratura do implante.

Numa análise clínica retrospetiva, foram propostos três factores causais associados à flexão do implante.

- Implantes em linha
- Alavancagem e
- Bruxismo ou forças oclusais intensas.

Os princípios mecânicos da estabilização do tripé devem ser utilizados ao selecionar os locais de colocação dos suportes em ambos os maxilares, de modo a obter uma forma semelhante a um triângulo no posicionamento dos implantes para contrariar os momentos de flexão.

Uma linha reta de fixações oferece pouco potencial para forças recíprocas entre fixações. Isto pode levar à desintegração óssea. Evitar ou reduzir os cantilevers, estreitar as dimensões da restauração final (tanto mesiodistalmente como vestibularmente) e centrar os contactos oclusais são objectivos clínicos para reduzir os momentos de flexão gerados em torno de um implante.

i) Carregamento prematuro:

A carga demasiado rápida do sistema de suporte do implante é considerada uma das causas mais comuns de fracasso relacionado com a prótese. Branemark afirmou que o protocolo rigoroso requer um período de cicatrização sem stress de 3-6 meses para que ocorra a osteointegração, Misch afirmou que, às 16 semanas, o osso circundante está apenas 70% mineralizado e ainda tem osso tecido como componente. O osso tecido tem uma estrutura desorganizada que não consegue suportar tensões à escala real.

Apesar de alguns autores terem aplicado a carga imediata de implantes com um elevado grau de sucesso, existem vários relatos a favor de falhas que ocorrem em fixações sete vezes superiores às registadas em casos retardados. Não só a qualidade do osso, mas também as diferentes caraterísticas do implante, em particular as propriedades da superfície (por exemplo, rugosidade, revestimentos bioactivos e extensão da superfície em contacto direto com o osso) parecem ser da maior importância quando temos de considerar um implante para carga imediata.

A carga imediata para múltiplos implantes esplintados em toda a arcada pode revelar-se uma terapia de sucesso condicional. No entanto, um protocolo de carga diferida continua a ser o tratamento de eleição.

CATEGORIA B: De acordo com o momento da falha

I. Antes da fase II (após a cirurgia)

Os implantes dentários têm menos probabilidades de falhar nesta altura (ou seja, entre a colocação do implante e os primeiros 2 meses do período de cicatrização). Ocorre normalmente como resultado de uma má colocação do implante (por exemplo, colocação do implante num alvéolo infetado, lesão patológica ou osso imaturo previamente aumentado ou colocação de um implante contaminado na osteotomia), infeção ou complicações dos tecidos moles, falta de biocompatibilidade, trauma cirúrgico excessivo e/ou falta de estabilização primária do implante.

O implante dentário falhado pode apresentar-se como uma fixação esfoliante, por vezes acompanhada de um exsudado purulento. Nesta situação particular, começa primeiro com a exposição do parafuso de cobertura, que, quando palpado com um leve toque de uma sonda na parte superior do parafuso, revela um movimento de afundamento ou amortecimento devido aos tecidos fibrosos e à infeção que rodeiam o acessório. Pode terminar com a esfoliação do acessório em 10 dias a 2 meses a partir do momento da colocação do acessório.

II. Na fase II (com cabeça de cicatrização e/ou inserção do pilar)

Os implantes dentários podem falhar numa determinada fase do tratamento que não se enquadra em nenhuma das duas categorias de falha precoce ou tardia. Podem falhar na segunda fase da cirurgia, durante a cicatrização ou colocação da cabeça, na ligação do pilar e antes da colocação da prótese. Isto pode dever-se a um torque excessivo durante a ligação do pilar quando inserido em osso enxertado ou D4. Provavelmente acontece devido a uma área de superfície de contacto ósseo insuficiente com o implante e, possivelmente, devido a um tratamento de superfície deficiente da fixação.

Um implante contaminado pode permanecer num estado dormente até que o torque seja aplicado ao parafuso de cobertura. Depois, sai devido à falta de integração, que pode resultar da colocação do implante numa osteotomia ampla, da carga do implante antes do tempo recomendado ou da colocação traumática do implante. O implante pode permanecer no local de forma assintomática devido à sua biocompatibilidade e não manifestar sinais de infeção, ou pode permanecer em estado subagudo, sendo a falha evidente no momento da descoberta. Não pode ser considerada uma falha precoce porque não é suficientemente precoce, e não é uma falha tardia porque ocorreu antes da colocação da prótese.

III. Após o restauro:

Este momento específico de falha é o mais comum. Começa depois de um implante integrado ser colocado em carga e leva até ao momento da descoberta da falha. A causa mais comum é o trauma oclusal. Tem as suas próprias manifestações clínicas, conhecidas como periimplantite.[9]

CATEGORIA C: De acordo com a origem da infeção

1) PERI-IMPLANTITE:

Entre as várias falhas que os implantes endósseos registam, 10% das falhas foram atribuídas à peri-implantite.17 A invasão bacteriana dos tecidos peri-implantares resulta em alterações inflamatórias dos tecidos moles e numa rápida perda óssea.

A peri-implantite foi definida por Meffert como a perda progressiva de osso peri-implantar, bem como alterações inflamatórias dos tecidos moles.[1]

Richard S. Truchlar (1998) definiu a doença peri-implantar como uma categoria geral de alterações patológicas dos tecidos peri-implantares. A mucosite peri-implantar foi definida como alterações inflamatórias confinadas ao tecido mole que circunda o implante. Finalmente, a peri-implantite foi definida como uma perda óssea peri-implantar detetável radiograficamente, combinada com uma lesão inflamatória dos tecidos moles que demonstra supuração e profundidades de sondagem superiores a 6 mm. O processo inicia-se no aspeto coronal do implante, enquanto a porção mais apical permanece clinicamente estável (Osseo integrated).

Jonetti e Schmid dividiram a reação do hospedeiro à invasão bacteriana em dois grupos. A mucosite periimplantar, que envolve alterações inflamatórias localizadas apenas nos tecidos moles circundantes e a periimplantite, em que a reação afecta os tecidos moles mais profundos e o osso circundante.

Anatomia dos tecidos moles peri-implantares

Epitélio: Semelhante aos tecidos dentogengivais, o epitélio é um epitélio sulcular não queratinizado. O epitélio sulcular termina apicalmente na base do sulco ou bolsa como um epitélio juncional não queratinizado, mais uma vez análogo a um dente natural.

Tecido conjuntivo: Apresenta diferenças mais acentuadas em relação ao dente natural do que a interface epitelial. O colagénio de tipo V é predominante à volta dos implantes e foi provado que este tipo de colagénio é mais resistente à colagenase.

Orientação das fibras de colagénio: Ao contrário da disposição perpendicular observada nos dentes naturais, os implantes demonstraram uma disposição circular de fibras de colagénio densamente dispostas, paralelas à superfície do implante.

A superfície mais rugosa do implante resultou num alinhamento mais perpendicular das fibras do que as superfícies mais lisas.

Fornecimento vascular: O fornecimento de sangue aos tecidos moles peri-implantares provém de ramos terminais de grandes vasos periosteais. A vascularização parece ser menor à volta dos tecidos gengivais dos implantes do que à volta do dente natural.

Necessidade de um tecido queratinizado: A necessidade de tecido queratinizado imóvel (gengiva aderente, mucosa mastigatória aderente) em redor de um implante continua a ser um assunto controverso. Wenstrom et al. não relataram qualquer diferença no nível de controlo da placa bacteriana ou na saúde dos tecidos moles de estruturas com quantidades variáveis de mucosa mastigatória. No entanto, os locais sem queratinização registaram mais recessão e uma perda de inserção ligeiramente superior, secundária à acumulação de placa.

Etiologia e patogénese da peri-implantite:

Richard S. Truhlar estudou os vários factores que levaram à periimplantite. O autor dividiu os fracassos em fracassos precoces e fracassos tardios de fixação. Vários estudos demonstraram que a manutenção de uma saúde óptima dos tecidos moles em redor de implantes funcionais resulta numa microflora peri-implantar predominada por estreptococos e bastonetes não móveis. Esta microflora é essencialmente idêntica à microflora em redor de dentes saudáveis.[42,17]

A microbiota em torno dos implantes que falharam exibiu uma maior proporção de bastonetes anaeróbios gram-negativos[17] e espiroquetas. Rosenberg et al[31] dividiram as falhas dos implantes em infecciosas e traumáticas e verificaram que os implantes que falharam devido a infeção apresentavam espiroquetas e bastonetes móveis (42%). Em contraste, os implantes que falharam devido a suspeita de etiologia traumática eram predominados por estreptococos.

A percentagem de agentes patogénicos em doentes totalmente desdentados foi comparativamente inferior à dos doentes com uma condição parcialmente desdentada. O microrganismo nas condições desdentadas predominou com cocos facultativos Gram positivos e bastonetes não móveis, enquanto a proporção de bastonetes móveis, espiroquetas e cocos aumentou nas condições parcialmente desdentadas.

Não foi provado na literatura se estes organismos são os factores etiológicos diretos ou se estão simplesmente associados a um ambiente patogénico. Salacetti et al sugeriram que não existe uma diferença significativa entre a frequência de deteção ou o número de bactérias encontradas entre implantes falhados e estáveis no mesmo doente, excluindo assim o conceito de infeção cruzada.

Não é evidente que a presença de bactérias associadas à periodontite conduza necessariamente a um processo destrutivo do tecido peri-implantar.[2] De acordo com muitos, as bactérias periodontopatogénicas podem ser um fator secundário que contribui para o insucesso dos implantes e são necessários mais estudos para clarificar a relação entre os agentes patogénicos periodontais suspeitos e os implantes falhados. [10]

A infeção pode ser induzida por contaminação bacteriana direta da superfície do implante aquando da colocação do implante, por contaminação bacteriana proveniente de estruturas dentárias vizinhas infectadas e por acumulação de placa bacteriana nas superfícies expostas do biomaterial (mucosite peri-implantar, mucosite hiperplásica, algumas fístulas com origem no compartimento dos tecidos moles após a ligação do pilar e peri-implantite).

As complicações pós-tecidulares em torno dos implantes (mucosite peri-implantar, mucosite hiperplásica, fístula e abcesso da mucosa) parecem ter principalmente uma etiologia infecciosa. As bactérias podem ser encontradas na ligação entre o implante e o parafuso de cobertura/pilar. As fistulações e a mucosite hiperplásica são frequentemente encontradas em conjunto com componentes protéticos soltos. Ocasionalmente, podem ser observadas formações de fístulas e abcessos relacionados com partículas densas de alimentos presas na fenda peri-implantar. A mucosite hiperplásica parece ser mais comum sob overdentures.

Modalidades de tratamento da peri-implantite:

O facto de a flora bacteriana associada ao implante falhado ser um agente etiológico primário ou um colonizador secundário é irrelevante do ponto de vista da recuperação do suporte ósseo perdido à volta do implante exposto.

As bactérias e os seus subprodutos têm de ser eliminados do local peri-implantar para impedir uma maior degradação, especialmente se forem feitas tentativas de regeneração do suporte ósseo perdido.

Os esforços de descontaminação das superfícies de implantes patologicamente expostas dividem-se principalmente em duas grandes categorias.

1. Mecânica
2. Química

Meios mecânicos: Os meios mecânicos disponíveis para a limpeza da superfície incluem curetas de plástico, taças profilácticas de borracha e sistemas abrasivos de ar e pó (bicarbonato de sódio). As curetas metálicas devem ser evitadas se não estiver planeada qualquer preparação adicional da superfície do implante, uma vez que podem riscar a superfície do implante e causar transferência de iões.

A alteração mecânica da superfície do implante também pode ser efectuada com brocas de alta velocidade para alisar defeitos morfológicos grosseiros (por exemplo, roscas expostas, superfícies rugosas pulverizadas com plasma ou HA fragmentada) ou com pontas de selagem ultra-sónicas sob irrigação abundante para evitar o aquecimento excessivo da superfície do implante e do osso adjacente. A aplicação de agentes quimioterapêuticos tem sido defendida por alguns grupos.

Desintoxicação de uma superfície de HA com ácido cítrico (pH 1, 40% por volume) através de polimento com um pedaço de algodão durante 30-60 segundos. O tratamento de uma superfície de titânio jateada com clorexidina, tetraciclina, peróxido de hidrogénio ou cloraminas-T não foi capaz de reduzir os níveis de lipopolissacarídeos significativamente abaixo dos níveis resultantes do polimento isolado com um pedaço de algodão mergulhado em solução salina estéril

Segundo alguns autores, o sistema abrasivo de ar e pó era a única técnica terapêutica disponível que podia desintoxicar adequadamente uma superfície de titânio contaminada.

A utilização de antibióticos sistémicos no tratamento de doentes com implantes falhados foi defendida por alguns clínicos. Existem três regimes sugeridos.

b) Doxiciclina 100 mg por via oral duas vezes por dia

c) Clindamicina 150 mg por via oral três vezes por dia

d) Amoxicilina / amoxicilina + clavulanato 500 mg por via oral quatro vezes por dia, tudo a ser iniciado 2 dias antes da cirurgia e continuado durante 10 dias após a cirurgia regenerativa.

Foi salientada a importância da utilização de regimes antibióticos para cobrir tanto os anaeróbios obrigatórios como os facultativos em bolsas peri-implantares profundas, particularmente se não for possível obter amostras adequadas para cultura e sensibilidade. Por conseguinte, foi sugerida a utilização de metronidazol e amoxicilina.

Mobelli e long descreveram uma abordagem mecânica e antimicrobiana combinada e obtiveram resultados consideráveis.

Em conclusão, o papel da infeção na etiologia do insucesso dos implantes dentários foi evidente. Por conseguinte, deve ser prestada especial atenção à colocação de implantes e deve ser tentada uma terapia periodontal completa antes da colocação do implante para evitar complicações desnecessárias (ou mesmo o insucesso).[2]

Peri-implantite retrógrada[2] (Origem traumática da oclusão, não infecciosa, forças fora do eixo longo, carga prematura ou excessiva).

Misch[57] descreveu a peri-implantite retrógrada como uma falha retrógrada do implante, possivelmente devido a micro-fracturas ósseas causadas por carga ou sobrecarga prematura do implante, outras formas de trauma ou factores oclusais.

O mecanismo pelo qual a peri-implantite retrógrada induz a falha do implante pode ser explicado pelo facto de que, uma vez que a exigência biomecânica tenha excedido a capacidade de suporte de carga do osso, podem ocorrer micro-fracturas do osso na interface do implante. Também podem ocorrer se os microdanos se acumularem mais rapidamente do que podem ser reparados. Nestes casos, pode ocorrer uma fratura por fadiga na interface osso-implante.

Bertz et al referiram que os factores etiológicos que causam lesões periapicais à volta dos implantes (referidas como periimplantite retrógrada) incluem o envolvimento bacteriano resultante de dentes extraídos (colocação num alvéolo infetado) ou dos dentes remanescentes (infeção cruzada), geração de calor excessivo durante a colocação e carga prematura. As lesões periapicais também podem ocorrer devido a um espaço residual resultante da colocação incompleta do implante até à profundidade total da osteotomia

Os implantes afectados por peri-implantite retrógrada são caracterizados por perda óssea radiográfica periapical sem (pelo menos inicialmente) inflamação gengival. A microflora de um implante deste tipo é consistente com a saúde periodontal, consistindo maioritariamente em estreptococos e bastonetes não móveis. (semelhante aos implantes saudáveis ou estáveis).

As razões para os tecidos peri-implantares não acomodarem as tensões biomecânicas prendem-se com o facto de os implantes se moverem minimamente no osso, em comparação com os seus homólogos naturais, porque o ligamento periodontal hipertrofia com o aumento da função, permitindo um maior movimento no osso. [57]

Outro facto é que, com a sobrecarga, ocorre uma microfractura do osso. Em contraste, o volume de osso mineralizado pode ser reduzido à volta dos dentes naturais, mas na ausência de inflamação ou doença periodontal, a situação é reversível quando a sobrecarga é eliminada ou reduzida.

Por fim, existe uma área de suporte reduzida no implante em forma de raiz em comparação com os dentes naturais. Isto deve-se ao facto de o ligamento periodontal estar ligado ao dente natural com uma maior área de superfície e permitir uma carga fora do eixo.

Foi proposta uma hipótese combinada de que, em algumas circunstâncias, tanto a sobrecarga como a etiologia infecciosa se podem sobrepor, dando origem a uma etiologia mista. Esta hipótese pode ser baseada no facto de que, com a perda de osso de suporte à volta do implante devido à agressão bacteriana, o implante é sujeito a sobrecarga e perda de osso de suporte seguida de invasão bacteriana.

Em conclusão, uma análise cuidadosa das forças oclusais, um número adequado de implantes, uma colocação e distribuição precisas dos implantes e um acompanhamento adequado são obrigatórios para proteger o implante da peri-implantite retrógrada.[9]

CATEGORIA D: De acordo com a condição de falha

Estado clínico e radiográfico :[2]

Meffert propôs uma classificação de fracasso que inclui implantes doentes, fracassados e falhados.

Os implantes doentes são aqueles que apresentam uma perda óssea radiográfica sem sinais inflamatórios ou mobilidade. Estes implantes não apresentam qualquer indicação de fracasso, mas com a progressão da perda óssea, podem estar em maior risco de fracasso.

Os implantes falhados são caracterizados por uma perda óssea progressiva, sinais de inflamação e ausência de mobilidade. Estes implantes encontram-se normalmente num estado reversível (ou seja, a condição pode ser tratada). Por conseguinte, é necessário determinar e eliminar o(s) fator(es) etiológico(s) que causam esta situação.

Os implantes falhados são aqueles que apresentam uma perda óssea progressiva com mobilidade clínica e que não estão a funcionar no sentido pretendido. Os implantes falhados estão normalmente encapsulados numa cápsula fibrosa. Radiograficamente, os implantes falhados são caracterizados por radiolucência difusa à sua volta (o que indica encapsulamento de tecido mole). Os implantes móveis que, por qualquer motivo, tenham sido reconhecidos como falhados devem ser removidos.

Implante sobrevivente é um termo descrito por Albrektsson que se aplica a implantes que ainda estão a funcionar, mas que não foram testados em relação a critérios de sucesso. Considera-se que um implante deste tipo se encontra numa posição intermédia entre os implantes bem sucedidos e os implantes falhados até à avaliação adequada, que é necessária para determinar se é necessário tratá-lo.

CATEGORIA E: De acordo com o pessoal responsável

O sucesso e a integridade do implante dentário dependem da cooperação entre a equipa dentária. Esta equipa é constituída pelo dentista geral, cirurgião, protésico, periodontista, higienista dentário, técnico de laboratório e até pelo paciente. Cada membro tem o seu próprio papel em determinadas fases do tratamento.9

O dentista **geral** é responsável pela seleção adequada do paciente e do caso. O dentista também é responsável por apresentar as opções de implantes aos pacientes que procuram tratamento de restauração (ou seja, orientar o paciente para o caminho certo).

O **protésico** é responsável pela análise protética pré-cirúrgica, pela seleção da posição e direção da colocação do implante, pelo planeamento protético pós-cirúrgico, pela seleção dos pilares adequados, pela carga e oclusão e pelas complicações protéticas.

O **cirurgião** é responsável pela colocação do acessório de acordo com o plano protético necessário. Avaliar o osso disponível, o estado geral de saúde do paciente e lidar com complicações cirúrgicas que surjam durante qualquer fase do tratamento.

O **periodontista** ocupa-se da colocação de implantes, da avaliação dos tecidos moles e duros, da condição periodontal dos dentes naturais remanescentes e do contorno cosmético dos tecidos moles (por exemplo, reconstrução das papilas interdentárias ou conceitos de contorno gengival). O periodontista deve ser capaz de lidar com quaisquer complicações que surjam durante a manutenção dos implantes.

O **higienista** é responsável por registar e monitorizar o estado do implante (por exemplo, índice de sangramento e sondagem da bolsa) e por manter os tecidos peri-implantares livres de placa dentária e cálculo.

O **técnico de laboratório** bem formado contribui para o sucesso a longo prazo da terapia com implantes dentários, tanto a nível estético como funcional.

O dentista deve selecionar cuidadosamente o laboratório para o qual os casos de implantes são encaminhados, devido à experiência muito variável do pessoal, tendo em conta que o dentista é responsável pelo resultado final.

Por último, o **doente** é responsável por manter os implantes em bom estado de conservação (ou seja, seguir as instruções para uma higiene correta e comunicar ao dentista qualquer desconforto, dor, odor ou sabor o mais rapidamente possível para evitar danos adicionais). O incumprimento do protocolo de higiene por parte do paciente conduzirá certamente a consequências indesejáveis.

Por conseguinte, cada indivíduo da equipa dentária, incluindo o paciente, partilha uma parte da responsabilidade.

CATEGORIA F: De acordo com o modo de falha[2]

1. FALTA DE OSSEOINTEGRAÇÃO (GERALMENTE MOBILIDADE):

A osteointegração é definida como um contacto direto estabelecido entre o osso normal remodelado e uma superfície de implante sem a interposição de tecido não ósseo ou conjuntivo. Adell et al propuseram que a osseointegração poderia ser perdida devido a trauma cirúrgico, perfuração através do mucoperiósteo de cobertura durante a cicatrização ou sobrecarga repetida com microfracturas do osso perifixtural em fases iniciais.

A perda de osseointegração pode ocorrer durante as fases iniciais do tratamento devido à incapacidade de mineralização da interface osso-tecido, que pode resultar de trauma cirúrgico. Carga prematura, infeção e contaminação da superfície. Além disso, Carter e Giori propuseram uma correlação entre a estabilidade do implante e a tensão de oxigénio. Este conceito afirma que, com a diminuição da tensão de oxigénio, ocorre uma mudança no potencial osteogénico da formação de osso para cartilagem ou de osso para fibrocartilagem. A perda de osteointegração que ocorre mais tarde durante o curso do tratamento pode ser o resultado de sobrecarga ou infeção.[2]

Maarit A.M. Solmen et al realizaram um estudo para estimar as possíveis causas da perda de osseointegração e concluíram que a idade avançada, o mau estado geral de saúde do paciente, as complicações nos procedimentos cirúrgicos e a higiene oral comprometida eram factores que contribuíam para isso.[33]

Num outro estudo, a sobrecarga oclusal foi proposta como o principal fator para a perda de osseointegração. O implante que perdeu a sua integração óssea caracteriza-se por ser móvel e fácil de remover com um simples movimento de contra-torque. Radiograficamente, observa-se uma fina zona radiolúcida em redor do acessório e uma fina camada de tecido mole (com a forma da superfície do acessório) após a remoção do acessório. Esta camada pode ser removida como o revestimento de um quisto.

2. ESTÉTICA INACEITÁVEL :[2]

Um implante com uma osseointegração e biointegração bem sucedidas pode, ainda assim, ser um fracasso se a prótese final não proporcionar a estética ideal necessária. A não obtenção de uma estética adequada pode dever-se a várias razões, algumas das quais não são tratáveis. O resultado estético de uma restauração suportada por implantes é afetado por quatro factores principais: 1) colocação do implante, 2) gestão dos tecidos moles, 3) considerações sobre o enxerto ósseo e 4) considerações protéticas.

Um dos factores mais críticos para alcançar uma estética óptima na região anterior é a diferença dimensional entre a cabeça do implante e a secção transversal cervical dos dentes naturais. Por conseguinte, a colocação incorrecta do implante (ou seja, não permitir espaço suficiente para a transição da secção transversal da cabeça do implante para a secção transversal cervical do dente natural) e a gestão incorrecta dos tecidos moles à volta do implante (levando à ausência de contornos gengivais normais) resultarão num fracasso dramático que não pode ser tratado.

Outro fator importante na obtenção da estética é o contorno do rebordo no qual o implante é colocado. As considerações relativas ao enxerto ósseo devem ser aplicadas em conformidade, ou aparecerão irregularidades no rebordo após o tratamento protético, começando com covinhas e terminando em grandes defeitos. Finalmente, o facto de o protésico não conseguir reproduzir a dentição natural do doente na prótese final pode resultar num aspeto não natural. A gentrificação de potenciais áreas com problemas estéticos antes da instalação do acessório (implante) permite frequentemente um planeamento alternativo e elimina a necessidade de um tratamento mais complexo ou de retratamento numa data posterior. Além disso, o fabrico de um protótipo pré-operatório é necessário porque fornece informações úteis sobre a prótese final e facilita o posicionamento correto do implante.

3. PROBLEMAS FUNCIONAIS :[2]

A eficiência mastigatória de uma restauração suportada por implantes pode ser afetada por vários factores. Se a prótese implanto-suportada não cumprir essa função, considera-se que falhou devido a uma falha de função. A função adequada dos implantes depende de dois tipos principais de factores, relacionados com a ancoragem e relacionados com a prótese. Os factores relacionados com a ancoragem comprometem a osseointegração e a altura óssea marginal. Por conseguinte, os factores que afectam negativamente a osteointegração conduzem inevitavelmente ao fracasso da função, uma vez que se perde o suporte principal do implante. A altura do osso marginal também é importante para a sobrevivência funcional do implante. Pode ser afetada pela distribuição do stress e pela barreira de tecidos moles. O tecido mole à volta do implante é fundamental. Forma um selo biológico à volta do implante, protegendo o osso de suporte da invasão bacteriana. Além disso, o stress que incide sobre o implante e a sua dissipação no osso circundante afectam o nível do osso peri-fixtural e podem ser destrutivos se caírem numa direção fora do eixo devido a uma colocação incorrecta.

Os factores relacionados com a prótese, para além de afectarem a função da prótese integrada em tecido, podem ter um efeito no sistema de suporte do próprio implante. Os factores relacionados com a prótese resultam principalmente de um desenho protético inadequado. Uma prótese que esteja em hipofunção resultará num esquema oclusal incorreto, numa distribuição incorrecta da carga do implante, resultando em sobrecarga. Uma dimensão vertical incorretamente restaurada causará perturbações na articulação temporomandibular, para além de uma incapacidade de mastigar os alimentos e problemas de fala. O impacto da prótese no espaço da língua resultaria em mordedura da língua e consequente ulceração da mesma. A retenção inadequada de uma prótese removível devido a uma falha dos componentes de retenção pode afetar a função mastigatória.

4. PROBLEMAS PSICOLÓGICOS :[2]

As falhas podem estar relacionadas com variáveis do paciente que complicam a relação dentista-paciente e levam a uma fraca adesão aos comportamentos necessários para garantir o sucesso. A maioria dos problemas, no entanto, é controlável, particularmente se o dentista comunicar eficazmente e trabalhar com o doente para manter o cumprimento.

Devido às possíveis grandes expectativas do paciente relativamente à estética, alguns pacientes acreditam que os implantes dentários são uma réplica dos dentes naturais (como se lhes dessem um novo dente natural). Se estas expectativas não forem satisfeitas, o doente pode ficar deprimido (por exemplo, devido à exposição transmucosa de metal ou a coroas longas). A incapacidade de satisfazer as expectativas do doente e a incapacidade de obter a aceitação e satisfação do doente com esse tratamento serão definitivamente consideradas parte do fracasso. Devem ser utilizadas ferramentas educativas (por exemplo, diapositivos, radiografias, modelos, fotografias, casos reais e imagens de computador) antes da cirurgia para dar ao doente uma imagem do seu aspeto após o tratamento.

A falha do implante também pode ser classificada de acordo com a perda de tecidos de suporte (peri-implante) (osso, gengiva ou ambos).

CATEORIA F: De acordo com o tipo de tecido de suporte

Nesta categoria, a falha do implante é classificada de acordo com a perda de tecidos de suporte (osso, gengiva ou ambos)

1. PROBLEMAS DOS TECIDOS MOLES (falta de tecidos queratinizados, inflamação, etc.):

Krekeler et al sugeriram uma relação entre o insucesso do implante e a ausência de uma faixa adequada de mucosa queratinizada em redor do pilar. Esta relação sugerida baseava-se na capacidade da mucosa queratinizada para suportar o insulto e a penetração bacteriana. Também, apoiando este conceito, Tonetti e Schmid afirmaram que as falhas tardias que ocorrem como resultado de peri-implantite (etiologia infecciosa) ocorrem devido à função defeituosa dos tecidos moles. Por conseguinte, os tecidos marginais peri-abutment devem constituir uma barreira funcional entre o ambiente oral e o osso hospedeiro, vedando o local de fixação óssea de agentes nocivos e traumas térmicos e mecânicos. A perda gengival leva a uma recessão contínua à volta do implante com subsequente perda óssea. Isto conduzirá a uma falha do tipo tecido mole. Pelo contrário, Strub et al afirmaram que a mucosa queratinizada ou a placa dentária não parece estar relacionada com a falha do implante, mas que a sua presença pode facilitar os procedimentos de higiene do paciente. [2]

Em alguns pacientes, a reabsorção óssea alveolar avançada deixa um mínimo de gengiva aderida, evidente em pacientes edêntulos com vestíbulos rasos. A gengiva fixa actua como um amortecedor para a mucosa alveolar móvel ou para as ligações musculares, e impede a influência direta de um movimento de tração no tecido à volta de um pilar. Se um pilar for colocado numa área através da mucosa alveolar, uma bolsa entre o pilar e a mucosa pode ser uma área de acumulação de placa. A inflamação crónica e o movimento muscular que puxa o epitélio peri-abutment podem criar uma pequena área traumática difícil de tratar. As forças traumáticas que contribuem para o processo inflamatório e a subsequente perda óssea marginal resultam, por vezes, em fios de fixação expostos.

Em conclusão, a relação entre a mucosa queratinizada para resistir ao insulto bacteriano e facilitar os protocolos de higiene e as falhas dos implantes dentários não é clara. É necessária mais investigação para determinar a relação exacta entre a mucosa queratinizada e a falha do implante.

Gengivite proliferativa e fístulas :[2]

O epitélio peri-implantar pode ocasionalmente crescer à volta do pilar e do cilindro de ouro exposto da prótese, resultando numa gengivite proliferativa. Esta situação torna a área sulcular difícil de limpar. É necessário um procedimento cirúrgico para remover o excesso de tecido. É efectuada uma gengivectomia ou uma operação de retalho com uma incisão interna biselada para eliminar a bolsa.

2. PERDA DE OSSOS (alterações radiográficas, etc.): [2]

A perda de osso marginal ocorre tanto durante o período de cicatrização (ou seja, desde o momento em que o acessório é instalado no osso até à segunda fase da cirurgia) como após a ligação do pilar. A perda é contabilizada como o processo de remodelação do osso. A quantidade de perda óssea difere entre os dois períodos e entre os dois maxilares. A perda óssea na mandíbula é maior durante o período de cicatrização; na maxila, a perda óssea é maior após a conexão do pilar. Estas diferenças podem dever-se à maior vascularização da maxila, que permite uma remodelação mais rápida durante o período de cicatrização, e à natureza compacta da mandíbula, que suporta muito melhor as forças funcionais aplicadas após a ligação do pilar.

Adell et al afirmaram que a altura do osso marginal depende tanto da distribuição correta do stress marginal como da função adequada do tecido mole marginal. Também enumeraram vários factores que contribuem para a perda de osso marginal, incluindo (1) trauma cirúrgico, como o descolamento do periósteo e os danos causados durante a perfuração; 2) distribuição incorrecta da tensão causada por um desenho protético defeituoso e trauma oclusal; 3) reabsorção fisiológica do rebordo; e 4) gengivite, que, se for permitida a progressão, levará à entrada de bactérias e das suas toxinas na estrutura óssea subjacente.9

A perda óssea marginal máxima é de aproximadamente 1,0 a 1,5 mm no primeiro ano após a cirurgia. Após cerca de 18 meses da cirurgia inicial, é atingido um equilíbrio entre a reabsorção e a aposição óssea, que se fixa numa perda aproximada de 0,05-0,1 mm num ano. A perda óssea total num período de dez anos é inferior a 1,0 mm numa situação normal.18 Se for observada radiograficamente uma perda óssea marginal progressiva, devem ser avaliadas as causas prováveis, incluindo inflamação, trauma oclusal ou complicações mecânicas da prótese.

Se a perda óssea marginal parecer ser causada por inflamação local, são efectuados procedimentos adequados para eliminar a fonte de inflamação, com o necessário controlo da placa bacteriana. Quando a perda óssea acelerada é evidente, deve ser avaliada a possibilidade de fratura fixa.18

Por último, deve ter-se em conta que o osso funciona como um suporte para o implante e que qualquer perturbação na sua função (como suporte) pode levar à eventual perda do implante. Por conseguinte, as perdas que excedam os níveis anuais normais devem ser tratadas com a máxima precaução para evitar falhas indevidas.

3. PERDA DE TECIDOS MOLES E ÓSSEOS:

Embora sejam interdependentes, o tecido mole e o osso em redor dos implantes dentários são duas entidades separadas. Cada um, por si só, pode afetar a sobrevivência do implante, e cada um tem o seu próprio mecanismo para afetar o sucesso do implante.

O tecido mole à volta do implante dentário forma um selo biológico que protege a estrutura de suporte (ou seja, o osso). A função final do tecido mole como barreira reflecte-se nas alterações a longo prazo da altura do osso marginal, enquanto a altura do osso marginal afecta diretamente o tecido mole peri-implantar (ou seja, a perda de osso marginal resultará na migração apical do epitélio juncional e num aumento da profundidade da bolsa). Este último favorecerá a colonização bacteriana e as sequelas resultantes de alterações inflamatórias e processos destrutivos. [2]

M.Esposito et al realizaram um estudo para investigar a composição celular dos tecidos moles em redor de implantes Branemark consecutivamente recuperados com insucesso tardio, e descobriram que os implantes com insucesso estavam rodeados por um grande número de macrófagos, células HLA-DX positivas, linfócitos e células plasmáticas, enquanto os tecidos hiperplásicos em redor de implantes estáveis se distinguiam por um processo inflamatório agudo.

Se a falha começar nos tecidos moles, considera-se normalmente que se deve a um fator bacteriano. No entanto, se a falha começar a nível ósseo, então considera-se que se deve a um fator mecânico (sobrecarga oclusal e trauma). Tanto o osso como os tecidos moles podem estar envolvidos em conjunto.

Em qualquer entidade biomecânica, podem surgir dificuldades no domínio da função biológica, bem como da estabilidade mecânica ou de engenharia.[2]

A prótese sobre implantes tem estado repleta de compromissos e complicações, que são frustrantes para os pacientes e para os protésicos

A previsão dos eventos adversos dos implantes e o conhecimento do tratamento dos implantes com falhas tornam-se obrigatórios para todos os clínicos.

Evitar as condições que contribuem para maus resultados, escolher casos que ofereçam circunstâncias cirúrgicas e protésicas ideais e evitar escrupulosamente desafios clínicos complexos pode melhorar substancialmente os dados de resultados favoráveis.

Antecipar e observar diligentemente o insucesso da fixação do implante e da restauração é o primeiro passo para gerir e interditar uma situação clínica em declínio. A vigilância deve ser reforçada quando os indicadores de comprometimento do tratamento estão presentes, independentemente da fase do tratamento ou da vida útil da prótese. A falha pode ser completa e precoce na sequência de prestação de cuidados ou gradual e pouco percetível ao longo de muitos anos.

Thomas J Balshi 1989[8] resumiu as várias complicações fundamentais que surgem com o tratamento de osteointegração e sugeriu métodos para prevenir e resolver estas complicações.

Dividiu as complicações em seis categorias:

- Estética
- Fonética
- Funcional
- Biológico
- Mecânica
- Ergonómico

Em cada categoria, pode existir uma variedade de complicações. O mesmo acontece com uma série de possibilidades de solução.

ESTÉTICA:[8] Ao considerar a estética e os implantes osseointegrados, deve seguir-se a filosofia do grande inventor-filósofo de Filadélfia, Benjamin Franklin. "Um ponto no tempo salva nove". A prevenção é sempre o melhor remédio. A identificação de potenciais áreas com problemas estéticos antes da instalação do acessório (implante) permite frequentemente um planeamento alternativo e evita um tratamento mais complexo ou o retratamento numa data posterior.

Com a utilização de stents-guia, evita-se frequentemente a complicação estética mais frequente dos orifícios de acesso aos parafusos com angulação facial.

Quando existe osso suficiente, as endopróteses-guia ajudam os cirurgiões a angular as fixações endósseas de modo a que o acesso do parafuso protético fique centrado nas dimensões faciais-linguais dos dentes esteticamente protéticos.

A utilização de imagens de diagnóstico, incluindo radiografias panorâmicas, filmes cefalométricos laterais, bem como exames de tomografia computorizada, ajudam a determinar os locais de receção ideais para os acessórios de titânio. Com um osso disponível inferior ao ideal, a angulação divergente do eixo longo do acessório testa as capacidades criativas do protésico.2

As fixações inclinadas labialmente criam o problema estético mais frequentemente encontrado no fabrico de próteses integradas de tecido fixo.

As soluções protéticas fixas para os buracos de acesso labial consistem em dois métodos fundamentais. Um é a utilização de fundição dupla. A peça fundida primária é fixada diretamente às estruturas ou aos conectores do pilar inclinados labialmente. Esta fundição contém um conjunto de roscas de parafuso de retenção posicionadas em extensões paralelas da estrutura para permitir que uma cobertura com dentes seja fixada de forma segura, ocultando o segundo conjunto de orifícios de parafuso nas superfícies lingual ou oclusal.

O segundo método para evitar orifícios de acesso facial utiliza componentes intermédios concebidos para alterar a angulação do dispositivo de fixação do eixo longo. Exemplos de tais componentes incluem o pilar e o pilar angulado.

Efeitos da linha dos lábios[8]

As linhas labiais altas da maxila e baixas da mandíbula podem apresentar um compromisso estético criado por uma perda óssea horizontal e vertical avançada que exige um espaço entre a prótese tecidular integrada e o tecido da mucosa ou a visibilidade do pilar, da estrutura e de outros componentes metálicos. Além disso, os rebordos residuais irregulares associados a extracções após a osteointegração de fixações previamente implantadas requerem um mascaramento estético.

A utilização de fachadas gengivais fixas alargadas em acrílico ou porcelana proporciona uma estética melhorada, mas muitas vezes torna a higiene oral mais difícil para a prótese integrada de tecido fixo. Uma solução alternativa para as complicações estéticas devidas ao alinhamento dos encaixes e à linha labial alta pode ser a utilização de uma sobredentadura suportada por implantes.

Apoio facial: [8]

O suporte labial é melhor determinado pela prótese pré-cirúrgica. As diretrizes tradicionais para a posição dos dentes é que estes sejam colocados sobre a crista do rebordo alveolar residual. Devido ao processo de reabsorção que se segue à perda de dentes, a crista do rebordo e a posição especial desses dentes criam normalmente uma arcada mais pequena e são posicionados mais para lingual do que a orientação anatómica da dentição natural. Em contraste, a estabilidade de ancoragem óssea da prótese integrada em tecido permite que os dentes protéticos sejam posicionados fora da crista do rebordo residual severamente atrófico. Com o restabelecimento da dimensão vertical oclusal e do cantilever facial dos dentes, é possível obter um suporte labial adequado. O resultado é uma melhor estética facial.

Os cantilevers faciais podem criar complicações quando a distância em cantilever é excessiva ou quando as formas oclusais exercem cargas que excedem os limites biomecânicos da interface de osseointegração.

A solução para esta complicação é multifacetada e inclui um planeamento preciso do tratamento, a avaliação da qualidade e quantidade de osso e a distribuição adequada da carga através da colocação optimizada de fixações numerosas e longas.

FONÉTICA: [8]

Podem ocorrer complicações fonéticas se a posição espacial dos dentes protéticos for diferente da dentição natural ou se os doentes se adaptarem a longo prazo a uma prótese com má posição dentária. Os impedimentos de fala previamente existentes, tais como ceceio ou sons sibilantes, devem ser anotados nos registos e assinalados ao doente. Também pode ser aconselhável registar a dificuldade de fala antes do tratamento. Estes registos reduzem o nível de ansiedade tanto do doente como do médico após a entrega de uma prótese definitiva e a continuação de uma anomalia fonética.

Se os diagnósticos pré-cirúrgicos preveem uma emergência da unidade de ancoragem óssea numa posição palatina, podem ser efectuadas adições à prótese pré-cirúrgica para simular o volume adicional de material protético que um paciente pode experimentar com a prótese final na área da sua ligação aos acessórios osteointegrados.

Os pacientes também podem ter dificuldades fonéticas quando o espaço entre a prótese (maxilar) e o rebordo residual é excessivo. A utilização de conexões de pilar mais curtas ou a adição de material à prótese para fechar o espaço melhora frequentemente a dificuldade fonética.

A prótese mandibular pode também proporcionar uma oportunidade para o comprometimento fonético. Os pacientes com edentulismo de longa duração, especialmente na parte posterior da mandíbula, apresentam frequentemente um aumento da língua. O reconhecimento precoce desta condição, com discussão pré-tratamento com o paciente, minimiza o potencial de frustração quando a rigidez confinante da prótese restringe a liberdade da língua. O aumento excessivo da língua pode exigir a redução cirúrgica da língua após a inserção da prótese tecidular integrada, se os pacientes não se conseguirem adaptar à sensação de confinamento da prótese.

A redução do espaço anterior da língua ou o impacto nas ligações musculares linguais tem sido sentida por pacientes com aparelhos com inclinação lingual. A alteração do alinhamento de emergência destes aparelhos ajuda a reduzir o impacto.

COMPLICAÇÕES FUNCIONAIS:[8]

Morder os lábios, as bochechas e a língua:

As complicações funcionais são mínimas, mas devem ser registadas, uma vez que a sua ocorrência é incómoda para o doente. A mordedura dos lábios, das bochechas e da língua são as complicações funcionais mais comuns em doentes que sofreram edentulismo prolongado sem o benefício da substituição protética.

Pode ser necessário um aumento do overjet vestibular para corrigir a mordedura das bochechas ou dos lábios. O alargamento da forma da arcada posterior diminui a mordedura do bordo lateral posterior da língua. No entanto, esta solução é limitada por considerações oclusais, aparência facial e parâmetros da linha do sorriso. A mordida na bochecha também pode ocorrer devido à perda de dimensão vertical. Por conseguinte, podem ser utilizadas talas para aumentar a dimensão vertical para corrigir o problema.

Disfunção da ATM:

As incapacidades funcionais, como a disfunção da ATM, beneficiam frequentemente da restauração da dimensão vertical oclusal e do apoio dentário posterior proporcionado por uma prótese integrada de tecido fixo. No entanto, com uma disfunção articular grave de longa duração, a substituição dentária pode ser inadequada para proporcionar um conforto total. A solução para esta complicação pode ser uma terapia adicional com aparelhos oclusais ou uma cirurgia articular.

Hábitos parafuncionais:

Os hábitos parafuncionais, como o bruxismo e o cerramento, não são contraindicação para a terapia com implantes, mas influenciam o planeamento do tratamento. Estes podem produzir um esforço muscular acrescido ou mesmo espasmos, integrando a prótese. As técnicas de relaxamento, a fisioterapia e o tempo são frequentemente os tratamentos mais adequados e conservadores para esta condição. Os hábitos parafuncionais também podem criar complicações mecânicas e biológicas relacionadas com os componentes protéticos, materiais e ferragens de ancoragem óssea ou com o estado de osteointegração, respetivamente.

Um diagnóstico pré-tratamento de bruxismo ou cerceio grave pode exigir a colocação de acessórios adicionais. O desenho mecânico de uma prótese integrada em tecido para pacientes com hábitos de bruxismo notórios deve reduzir a extensão em cantilever ou apoiar essas áreas com acessórios adicionais.

COMPLICAÇÕES BIOLÓGICAS[8]

A prevenção de complicações biológicas depende do estabelecimento e da manutenção a longo prazo de um leito de implante saudável, do tecido mucoso circundante e da integridade da interface de osseointegração.

Enxertos ósseos:

O estabelecimento de um local recetor ósseo adequado para os acessórios de titânio depende de uma análise crítica da quantidade e qualidade do osso disponível. Quando a atrofia grave impede a colocação do acessório, pode recorrer-se ao aumento do rebordo através de uma variedade de procedimentos de enxerto de osso autógeno. Geralmente, podem ser necessários 6 meses a 1 ano para uma cicatrização e maturação óssea adequadas após a colocação do enxerto.

Substituição de implantes dentários que falharam anteriormente:

Os leitos dos implantes também podem estar gravemente comprometidos pela colocação prévia de outros implantes endósseos ou mesmo subperiosteais.

No caso de implantes endósseos falhados, a remoção completa do encapsulamento do tecido mole, do tecido cicatricial pouco diferenciado, do tecido conjuntivo fibroso e do tecido de granulação associado permeado por células inflamatórias e material supurativo é fundamental não só para a cicatrização imediata, mas também para o estado a longo prazo do osso residual cicatrizado. Dependendo das dimensões do defeito ósseo criado pela remoção de um implante endósseo falhado, podem ser necessários 4 a 12 meses de cicatrização antes da instalação de um acessório no mesmo local.

Após a remoção de implantes subperiosteais falhados, é necessário um período de recuperação. A remoção do tecido de granulação excessivo, do material supurativo e o encerramento e cicatrização completos da mucosa devem ser efectuados 4-6 semanas antes da instalação do acessório. Quando os implantes subperiosteais são removidos, uma complicação adicional de cicatrizes pesadas e anexos musculares alterados dificulta os procedimentos cirúrgicos e as reconstruções protéticas.

Em circunstâncias selecionadas, a colocação de dispositivos Branemark em áreas de osso saudável adjacentes a implantes endósseos com falhas pode ser realizada com sucesso, se os implantes com falhas forem necessários para manter temporariamente a estética e a função limitada enquanto ocorre a osteointegração dos dispositivos sem carga. Tem de ser mantida uma distância mínima de 2 mm de qualquer área de radiolucência identificada em conjunto com um implante endósseo falhado para obter resultados de osteointegração previsíveis.

Pode ser necessária uma observação constante do doente e, frequentemente, uma terapia antibiótica para manter um estado controlado e verificado de uma resposta inflamatória em áreas de cirurgia recente.

Feixe neurovascular alveolar inferior:

As estruturas anatómicas também podem comprometer o potencial para uma colocação bem sucedida do implante. A mandíbula posterior, em particular, apresenta um desafio significativo quando a atrofia grave deixa pouco ou nenhum osso superior ao canal alveolar inferior. A solução para o espaço limitado para a colocação de um acessório na mandíbula posterior inclui um planeamento de tratamento inicial detalhado e uma cirurgia cuidadosa para desobstruir o canal e mover o feixe neurovascular inferiormente antes da instalação do acessório.

O risco de parestesia acompanha sempre a colocação de fixações mandibulares ou o tratamento associado ao feixe neurovascular. As fixações colocadas perto do canal alveolar inferior podem traumatizar a área o suficiente para criar uma parestesia transitória ou de longa duração. A utilização de tomografias computadorizadas com imagens reformatadas, como as fornecidas pelo software Dentascan, pode ser útil para identificar a posição do canal mandibular ou outros pontos anatómicos que restrinjam a colocação de acessórios.

Angulação de fixação e osso disponível:

O rebordo maxilar residual severamente atrófico e altamente reabsorvido apresenta muitos problemas desafiantes. A angulação do eixo longo dos acessórios deve tirar partido de todo o osso disponível, mesmo que a angulação seja menos do que o desejável para os protésicos. Se as estruturas de fixação forem colocadas a direito/verticalmente, existe a possibilidade de o ápice perfurar a placa labial do maxilar ou deixar apenas uma parede labial muito fina de osso no aspeto facial.

Dentes periodontalmente comprometidos:

Quando a osseointegração se destina a complementar ou substituir totalmente dentes periodontalmente comprometidos, mantendo o suporte do pilar durante o processo de osseointegração, devem ser considerados vários factores. As reconstruções concebidas para manter os dentes periodontalmente comprometidos dentro dos limites da prótese tecidular integrada devem incluir no projeto a possibilidade de recuperação completa da prótese e o potencial de modificação, caso a dentição natural seja perdida

A utilização de encaixes interligados, bem como a coifa telescópica, desempenham um papel importante neste desenho protético.

O planeamento pré-cirúrgico deve delinear cuidadosamente a posição e a angulação do eixo longo dos acessórios a instalar. Os acessórios não devem ser instalados a menos de 2 mm da raiz periodontalmente comprometida mais próxima.

Os problemas biológicos associados aos dentes periodontalmente comprometidos incluem uma potencial infeção periodontal, inchaço e dor associados aos dentes irremediáveis. A terapia antibiótica e até mesmo a drenagem cirúrgica podem ser necessárias para manter um dente sem esperança em função como pilar até que ocorra a osseointegração dos acessórios.

O princípio mecânico da estabilização do tripé deve ser utilizado ao selecionar os locais de colocação de fixações em ambos os maxilares. Uma linha reta de fixações oferece pouco potencial para forças recíprocas entre as fixações e pode levar à desintegração óssea.

A desintegração ocorre quando são aplicadas forças de carga excessivas à interface titânio-osso. Esta condição é agravada pelo grau de cantilever facial necessário para um suporte adequado do tecido facial.

Outros factores que também desempenham um papel importante incluem a qualidade do osso e o potencial de cicatrização de doentes que possam ter condições sistémicas limítrofes, como discrasias sanguíneas, osteoporose avançada ou que sofram de alcoolismo crónico ou abuso de drogas.

As complicações mecânicas associadas aos dentes periodontalmente móveis são a fratura da prótese fixa provisória causada pelas forças de torção dos dentes pilares em movimento. O reforço e a reparação com fio resolvem geralmente este problema e permitem que o paciente continue a usar uma prótese provisória fixa durante o período de cicatrização.

Pós-radiação:

Os doentes previamente tratados para doenças malignas associadas ao esqueleto facial, especialmente na área de instalação prevista do acessório, devem ser observados durante 12 meses após o último tratamento de radiação antes da colocação do acessório. A utilização de oxigénio hiperbárico também pode ser considerada após a radioterapia em conjunto com a colocação do acessório.

COMPLICAÇÕES MECÂNICAS:[8]

Fracturas de parafusos protéticos:

As complicações mecânicas estão principalmente relacionadas com a incapacidade dos materiais protéticos para resistir às forças e tensões da função oral.

Quando as fracturas estão relacionadas com os materiais protéticos, como a fundição, a solução é utilizar uma espessura adicional da fundição metálica ou a alteração do desenho protético. Quando as fracturas ocorrem no sistema de componentes da articulação aparafusada, há uma forte indicação de uma discrepância no esquema oclusal ou, mais provavelmente, uma discrepância na precisão do ajuste da estrutura.

As fracturas podem ser antecipadas quando é necessário um cantilever vestibular excecional para uma prótese integrada em tecido unilateral parcialmente edêntula. A solução para esta complicação pode exigir acessórios adicionais e uma nova prótese. Balshi et al sugeriram que estão disponíveis três métodos de tratamento para tratar um implante fracturado.[3]

- Remoção do acessório fracturado e substituição do acessório
- Modificação da prótese existente deixando a parte fracturada do acessório no lugar.
- Modificação da estrutura fracturada e pré-fabricação de uma parte da prótese.

Parafusos do pilar dobrados ou fracturados:

Foi outra ocorrência comum observada em pacientes que têm usado com sucesso uma prótese integrada em tecido com cantilevers posteriores. Normalmente, a solução para esta complicação requer a construção de uma nova prótese.

A fratura do parafuso do pilar ao nível da cabeça ou do pescoço do dispositivo de fixação requer uma modificação para a remoção do parafuso restante. Corte uma ranhura no fragmento do parafuso do pilar e utilize a broca mais pequena (0,5 mm) para rodar o fragmento do parafuso do pilar para fora do dispositivo de fixação. Se o fragmento do parafuso do pilar não puder ser removido, pode ser difícil separar o fragmento para remoção e pode causar danos nas roscas internas do dispositivo de fixação. Se o fragmento do parafuso do pilar não puder ser removido, pode ser difícil separar o fragmento para remoção e danificar as roscas internas do dispositivo de fixação.

Ergonomia:

Ferragens engolidas e aspiradas:

As complicações ergonómicas centram-se principalmente na capacidade do médico para manipular facilmente os componentes cirúrgicos e protéticos. Tal como em todos os procedimentos dentários, o potencial de laceração acidental ou lesão da mucosa e de outros tecidos orais está sempre presente quando são utilizados instrumentos de corte rotativos. A utilização adicional de parafusos minúsculos, chaves de parafusos e outros componentes pequenos apresenta riscos potenciais.

Na maior parte dos casos, a ingestão acidental de ferragens passa normalmente com segurança pelo canal alimentar. A aspiração de componentes minúsculos para os pulmões constitui um problema mais complexo. Para evitar a deglutição ou aspiração acidental de componentes e instrumentos, o cirurgião e o protésico devem ser excecionalmente cuidadosos na manipulação dos componentes, bem como na posição da cabeça do paciente durante estes procedimentos.

Para evitar a perda acidental dos parafusos de impressão aquando da remoção da impressão principal, cada parafuso deve ser removido do cilindro de impressão e contabilizado antes da remoção da impressão da boca do paciente.

Acesso ao instrumento:

A colocação de parafusos protésicos de ouro na parte posterior é muito melhorada pela utilização de chaves de parafusos contrangulares.

Conceção de componentes:

Os parafusos protéticos de ouro com uma ranhura hexagonal interna foram concebidos para facilitar a colocação do parafuso em zonas da boca de difícil acesso. Um pequeno ponto de cera na ponta da ranhura hexagonal da chave de torque estabiliza o parafuso durante a sua introdução no orifício de acesso.

Quando são utilizadas pequenas chaves de fendas manuais, deve ser afixada uma ligadura de segurança na parte superior da chave de fendas que permita a sua fácil recuperação se este instrumento escorregar dos dedos quando o doente está numa posição reclinada.

Esposite M et al[29] , apesar do facto de terem sido publicados poucos estudos clínicos sobre o tratamento de implantes orais que falham, existem várias publicações que dão sugestões e oferecem diretrizes sobre como os implantes "falhados" devem ser tratados. Os autores decidiram agrupar os artigos e capítulos de livros que abordam o tema em medidas preventivas e medidas terapêuticas.

Medidas preventivas: [29]

Terapia Farmacológica Preventiva:

Num RCT prospetivo, verificou-se que os antibióticos profilácticos administrados antes da colocação do implante diminuíam as taxas de insucesso precoce em cerca de 2 a 3 vezes, apesar de terem sido administrados antibióticos no pós-operatório em 96% dos indivíduos. Outro estudo retrospetivo controlado não demonstrou uma diferença estatística nas taxas de infeção num grupo de doentes que receberam profilaxia antibiótica quando comparados com indivíduos sem qualquer cobertura antibiótica. Os autores concluíram que os antibióticos administrados para a cirurgia de rotina de implantes dentários não oferecem vantagens para o paciente. Esta aparente contradição entre os dois ensaios pode ser parcialmente explicada pelas diferenças nos desenhos dos dois estudos. De facto, este último estudo foi retrospetivo, não randomizado, incluiu 2 grupos de pacientes tratados em períodos de tempo diferentes e não reportou dados sobre perdas precoces. Por conseguinte, é possível que o ensaio não tenha sido capaz de mostrar o efeito da profilaxia antibiótica que poderia ter estado presente.

Verificou-se que a lavagem com clorexidina reduz as complicações infecciosas durante o período submerso (RCT). No entanto, quando foram administrados antibióticos pré-operatórios, a taxa de complicações infecciosas foi essencialmente a mesma, quer fosse ou não administrada terapia anti-séptica adjuvante. Noutro RCT, o enxaguamento com clorexidina duas vezes por dia durante 30 segundos demonstrou ser eficaz na redução da acumulação de placa e da hemorragia superficial em redor dos implantes orais. Outro RCT do mesmo grupo mostrou que a irrigação subgengival com clorexidina (0,06% uma vez por dia) resultou numa redução estatisticamente significativa da placa bacteriana, mas não da hemorragia superficial, quando comparada com a lavagem com clorexidina a 0,12%. Outra investigação RCT não revelou qualquer vantagem de 8 semanas de irrigação subgengival com clorexidina a 0,12% em comparação com controlos irrigados com soro fisiológico ou sem qualquer tratamento em doentes em manutenção.[29]

Foi proposta a utilização de um gel de clorexidina como adjuvante do controlo mecânico da placa bacteriana. Um gel de condicionamento fosfórico a 35% foi comparado com a terapia mecânica de suporte padrão num RCT de boca dividida. O procedimento de manutenção foi repetido mensalmente durante um período de 5 meses. Ambas as modalidades de tratamento resultaram numa melhoria estatisticamente significativa do índice gengival e da profundidade de sondagem em relação à linha de base. Os autores observaram que uma vantagem do agente químico era o facto de a superfície do implante não ser instrumentada, minimizando assim o risco de danos.

A utilização de medicamentos anti-inflamatórios também foi sugerida para prevenir a perda óssea marginal. Verificou-se que um medicamento anti-inflamatório não esteroide (flurbiprofeno) administrado durante 3 meses reduziu significativamente a perda óssea à volta dos implantes, em humanos (RCT). No entanto, são necessários ensaios multicêntricos em grupos maiores de doentes antes de poder ser aprovada uma nova indicação para um medicamento.

Desbridamento preventivo: [29]

Foi sugerido que um programa preventivo para implantes orais osseointegrados deveria incluir instruções de higiene oral e desbridamento profissional de 3 em 3 meses em pacientes parcialmente edêntulos. Este pressuposto foi baseado num estudo histológico e microbiológico, que mostrou uma mucosa peri-implantar saudável quando o desbridamento mecânico foi efectuado de três em três meses. Os autores também sugeriram que os pacientes edêntulos podem necessitar de revisões menos frequentes. Esta estratégia preventiva parece ser fortemente influenciada pelos resultados microbiológicos, que indicaram a possibilidade de transmissão de agentes patogénicos periodontais dos dentes para as fendas dos implantes. No entanto, numa meta-análise, a descoberta de taxas de insucesso mais baixas dos implantes Branemark em pacientes parcialmente edêntulos não parece apoiar este ponto de vista. Além disso, o desbridamento profissional em intervalos de 3 meses pode não ser necessário para todos os pacientes com implantes, mas apenas para aqueles que podem ser particularmente susceptíveis a infecções peri-implantares.

Resumo dos estudos clínicos relacionados com as modalidades de prevenção ou tratamento propostas para complicações biológicas e implantes com falhas[29]

Modalidade de tratamento proposta	Comentários
Medidas preventivas	
Terapia farmacêutica	
Antibióticos profilácticos	Reduz as falhas precoces
Antibióticos pós-operatórios	Menos eficaz do que os antibióticos profilácticos
Lavagem peri-operatória com clorexidina	Reduz as complicações, se não forem administrados antibióticos profilácticos
Enxaguamento com clorexidina	Reduz as hemorragias superficiais
Aplicação de gel de clorexidina	Não investigado
Irrigação subgengival com clorexidina	Resultados contraditórios
Aplicações mensais de gel de ácido fosfórico	Reduz a hemorragia superficial e as profundidades de sondagem
Anti-inflamatório não esteroide (flurbiprofeno)	Reduz a perda óssea marginal (ainda não indicado)
Desbridamento mecânico	
Desbridamento profissional mensal	Reduz a hemorragia superficial e as profundidades de sondagem
Cirurgia	
Procedimento de extensão da mucosa anexa antes da colocação do implante	Não investigado
Procedimento de extensão da mucosa anexa após a colocação do implante	Não investigado; ver texto para mais informações
Redução da profundidade da bolsa aquando da colocação do implante	Reduz a profundidade das bolsas, mas aumenta as perfurações
Cirurgia selecionada da mucosa para facilitar as manobras de higiene oral	Não investigado
Modificação da superfície do implante (implantoplastia)	Não investigado
Medidas terapêuticas	
Desbridamento mecânico	Não investigado

Terapia farmacêutica	
Irrigação subgengival com clorexidina	Não investigado; possivelmente ineficaz
Antibioticoterapia local (fibras de tetraciclina)	Resultados inconclusivos
Antibioticoterapia sistémica (vários regimes)	Não investigado
Ornidazol sistémico + irrigação subgengival com clorexidina	Eficaz
Anti-inflamatórios	Não investigado
Terapia oclusal (prolongamento da cicatrização, remoção da prótese)	Não investigado
Terapia cirúrgica para complicações biológicas	
Para perfuração precoce de tecidos moles durante a fase submersa	Não investigado
Para mucosite hiperplásica	Não investigado
Fístula com origem nos tecidos moles	Não investigado
Terapia cirúrgica para implantes falhados	
Desbridamento de retalho aberto	Não investigado
Procedimentos de ressecção óssea	Não investigado
Procedimentos de regeneração óssea	Imprevisível; pode obter-se enchimento ósseo; não há evidência de reosseointegração; ver texto
Procedimentos de "desintoxicação" da superfície dos implantes (vários tipos)	Não investigado; raramente provou ser mais eficaz do que a solução salina in vitro; ver texto para mais informações
"Apicectomia de implante"	Não investigado

O desbridamento mecânico com fibra de carbono e taça de borracha foi considerado uma cureta eficaz na redução dos locais de hemorragia e da profundidade de sondagem.

Cirurgia preventiva:[29]

Foram também recomendados procedimentos cirúrgicos preventivos destinados a aumentar a resistência dos tecidos de suporte peri-implantares face a um desafio bacteriano externo. Foram propostos os seguintes procedimentos: aumentar a espessura da mucosa aderente à volta dos implantes, reduzir as profundidades das bolsas, ou alterar uma anatomia desfavorável dos tecidos peri-implantares para facilitar a higiene oral.

Os procedimentos destinados a aumentar o volume de mucosa aderida (enxertos de tecidos moles livres, enxertos de tecidos moles particulados e extensão cirúrgica do vestíbulo) têm sido recomendados em áreas de mucosa móvel. Alguns autores acreditam que o tecido queratinizado deve ser criado antes da colocação do implante. Tais procedimentos têm sido defendidos na crença de que as taxas de insucesso aumentam em áreas deficientes em tecidos mucosos queratinizados aderentes. No entanto, estes argumentos não foram apoiados por qualquer evidência científica. De facto, atualmente, não existem dados clínicos com base científica ou indicações de que os implantes que penetram na mucosa móvel apresentem um maior risco de fracasso. Para além disso, os pacientes tratados com enxertos de mucosa palatina antes da colocação do implante relataram dor pós-operatória grave. Por conseguinte, a cirurgia preventiva deve ser confinada a poucas indicações, por exemplo, quando uma morfologia alterada dos tecidos peri-implantares facilitaria a higiene oral.

Aquando da colocação do implante, foi proposta uma técnica de retalho para reduzir a espessura da mucosa, para evitar a formação de bolsas profundas e para preservar a mucosa aderente. Embora tenham sido registadas bolsas pouco profundas no grupo de teste, não se verificou qualquer vantagem óbvia em termos de taxas de sucesso (CCT). Lamentavelmente, a técnica resultou num aumento do número de perfurações da mucosa durante a cicatrização.

Tem sido sugerido o desbaste do retalho e a colocação de um pack cirúrgico na ligação do pilar para prevenir bolsas profundas e peri-implantite. Não existem provas científicas que indiquem se este procedimento é necessário.

Outra questão por vezes discutida é o papel da modificação da superfície do implante (implantoplastia). Este procedimento tem como objetivo remover estruturas macro e microscópicas da superfície do implante/pilar que possam favorecer a acumulação de placa na porção supracrestal do defeito ósseo. A superfície do implante é alisada com instrumentos rotativos. Este procedimento deve ser efectuado sob irrigação abundante antes da cirurgia óssea." Apesar de intuitivamente correta, não existem dados científicos que comprovem a validade desta medida. No entanto, o operador deve evitar enfraquecer excessivamente a estrutura do implante, uma vez que a probabilidade de falha mecânica pode aumentar.

Medidas terapêuticas: [29]

Foram sugeridos os seguintes tratamentos: desbridamento mecânico, terapia farmacológica, terapia oclusal e terapia cirúrgica. Obviamente, estas diferentes abordagens podem ser combinadas para aumentar as hipóteses de salvar um implante "falhado". Em caso de infeção bacteriana, foi sugerido que se iniciasse o tratamento controlando a fase inflamatória aguda através de terapia mecânica e química, seguindo-se a fase cirúrgica, se necessário.

Desbridamento mecânico:[29]

Tem sido sugerido o desbridamento local dos tecidos peri-implantares hiperplásicos utilizando instrumentos de plástico manuais ou ultra-sónicos. A recomendação de evitar instrumentos metálicos ou duros ao tocar a superfície do pilar/implante, de modo a minimizar os danos e a rugosidade da superfície, que podem favorecer a adesão da placa bacteriana, foi baseada em várias investigações in vitro. No entanto, é de salientar que as superfícies dos implantes também são desgastadas pelas cerdas das escovas de dentes e que a rugosidade da superfície através de diferentes métodos de manutenção ainda não demonstrou aumentar o número de depósitos mineralizados nos pilares ou a sua aderência às superfícies dos implantes.

Terapia farmacológica:[29]

Em caso de suspeita de complicações infecciosas e peri-implantite, foi sugerida a irrigação subgengival adjuvante da bolsa com clorexidina a 0,12% a 0,2%, 2 a 3 vezes por dia, durante 10 dias a 3 semanas, como um desinfetante local eficaz. Acredita-se que a clorexidina seja o agente antimicrobiano de escolha. No entanto, o seu efeito bactericida in vivo a baixas concentrações (0,12% a 0,2%), associado à diluição do fluido crevicular e à aparente função protetora do soro, pode tornar a clorexidina fracamente bactericida ou mesmo ineficaz. Ainda não existem dados científicos que validem a eficácia da clorexidina quando utilizada subgengivalmente à volta dos implantes.

A aplicação local de fibras de tetraciclina também foi proposta como um tratamento adjuvante eficaz para implantes falhados. Os resultados preliminares de um CCT sobre a utilização de fibras de tetraciclina foram inconclusivos. Apenas os implantes afectados por mucosite hiperplásica, sem perda óssea marginal, foram tratados. Os autores referiram que não foram encontradas diferenças nas profundidades de sondagem, nos níveis de fixação ou nos níveis ósseos de sondagem, quando comparados com implantes de controlo escalonados. No entanto, não foram fornecidos dados relativos a qualquer uma destas medições. Especulou-se que a mucosite hiperplásica foi significativamente reduzida à volta dos implantes de teste. Teria sido mais valioso tratar os implantes que apresentavam perda óssea marginal. Além disso, tal como referido pelos autores, os implantes de controlo deveriam ter sido tratados com o "procedimento padrão", ou seja, remoção do pilar e esterilização. Por conseguinte, são necessários ensaios clínicos adequadamente concebidos para avaliar a eficácia das fibras de tetraciclina à volta de implantes com falhas.

Se for considerada uma terapêutica antibiótica sistémica, foi sugerido que esta fosse orientada por uma cultura bacteriana e testes de sensibilidade. No entanto, não se sabe se os resultados de tais testes de diagnóstico influenciariam efetivamente o curso da terapia. Verificou-se que as bactérias associadas a implantes falhados são sensíveis aos seguintes antibióticos: penicilina G, amoxi - combinação de amoxicilina e metronidazol, e amoxicilina-clavulanato, respetivamente. A tetraciclina e a clindamicina foram menos eficazes. O metronidazol e a eritromicina foram considerados ineficazes nas concentrações testadas. No entanto, o leitor deve também ter em atenção que as concentrações utilizadas são válidas apenas para os microrganismos em suspensão. As bactérias em redor dos implantes podem formar biofilmes para se protegerem do hospedeiro. A placa dentária é um exemplo típico de biofilme. Embora as "infecções centradas em biomateriais" para implantes colocados na região maxilofacial raramente estejam associadas a biofilmes visíveis, foi demonstrado que esses depósitos protegem as bactérias incorporadas dos antibióticos in vitro.

Em caso de infeção peri-implantar supurativa, é geralmente recomendada a utilização de antibióticos sistémicos específicos contra microrganismos anaeróbios. Em particular, foi proposta a administração de uma combinação de antibióticos (amoxicilina e metronidazol) durante 10 dias. Este protocolo é derivado diretamente do tratamento da periodontite refractária e é especificamente dirigido contra Actinobacillus Achnomycetemcomitans. Numa investigação em animais, 3 semanas de administração combinada de amoxicilina e metronidazol em conjunto com o desbridamento com retalho aberto e a limpeza das superfícies dos implantes resultaram na resolução da lesão de peri-implantite e numa recessão significativa da mucosa marginal peri-implantar. Faltam estudos clínicos controlados que validem a utilização desta combinação de antibióticos em doentes com implantes falhados. Atualmente, o ornidazol sistémico (1000 mg durante 10 dias), juntamente com a irrigação subgengival com clorexidina, é a única terapia antimicrobiana clinicamente testada em 9 pacientes para o tratamento de implantes falhados. Os pacientes foram monitorizados durante 1 ano e a terapia pareceu ser bem sucedida em 8 pacientes.

Foi proposta a possibilidade de utilizar fármacos inflamatórios não esteróides para inibir a perda óssea peri-implantar em casos de peri-implantite. Apesar dos resultados preliminares em animais parecerem promissores, esta terapia pode não ser indicada para o tratamento de uma fase aguda.

Terapia oclusal:[29]

Quando são detectados contactos ou interferências prematuras cêntricas ou laterais, é recomendado um ajuste oclusal. O ajuste da prótese e do pilar deve ser avaliado. Quando se suspeita de atividade parafuncional, foi sugerida uma terapia de proteção nocturna. Também foi relatado que, se houver suspeita de etiologia de sobrecarga, o clínico deve remover a prótese com a esperança de melhorar a situação. Embora essas indicações pareçam razoáveis, não foram confirmadas por evidências científicas. [29]

Terapia cirúrgica:[29]

Os procedimentos cirúrgicos para o tratamento de complicações e implantes "falhados" têm sido defendidos por vários autores, particularmente após um tratamento antimicrobiano sem sucesso e perda óssea marginal progressiva.

As perfurações precoces do mucoperiósteo que cobrem um implante submerso, muitas vezes causadas por úlceras decubitais relacionadas com o alívio inadequado da prótese no local do implante, podem ser tratadas com a excisão da mucosa adjacente, a cobertura total da perfuração e o alívio adequado da prótese. Para alguns sistemas de implantes, também é possível substituir um parafuso de cobertura padrão por um mais pequeno. A mucosite hiperplástica refractária ao aumento dos procedimentos de higiene oral, na ausência de outras condições tratáveis (ou seja, componentes de implantes soltos que podem ser apertados após limpeza local e esterilização do pilar), é normalmente tratada com 171 procedimentos de gengivectomia.

As fístulas crónicas com origem em tecidos moles infectados aprisionados ao nível da junção do pilar foram tratadas através da remoção do pilar e do tecido de granulação interposto, da limpeza da cabeça do implante, da esterilização do pilar, da colocação de um novo anel de silicone (quando presente), da excisão cirúrgica do trato sinusal epitelizado (nem sempre necessária) e da recolocação adequada do pilar.

A revisão cirúrgica de implantes com falhas tem como principal objetivo a limpeza das bactérias das superfícies do pilar/implante (desbridamento com retalho aberto). A limpeza eficaz da superfície do implante representa uma questão importante no tratamento de implantes com falhas. De facto, a limpeza das superfícies rugosas dos implantes é muito difícil, uma vez que as bactérias se encontram protegidas em micro irregularidades ou rebaixos da superfície. Por este motivo, parece sensato efetuar qualquer intervenção cirúrgica sob a cobertura de antibióticos para maximizar o efeito antibacteriano.

Existe um consenso unânime quanto ao facto de as bactérias deverem ser eliminadas das superfícies dos implantes em mau estado. Além disso, existe a convicção de que, se forem deixadas endotoxinas ou outros contaminantes, não poderá haver reparação biológica ou reosseointegração. Foi sugerido que os procedimentos de "desintoxicação" deveriam ser efectuados apenas em áreas onde se contempla a técnica de procedimentos regenerativos. Os resultados dos estudos in vitro" devem ser confirmados por achados in vivo, uma vez que as extrapolações diretas para as sequências complexas de eventos biológicos que ocorrem na interface do implante em situações teóricas podem ser perigosas.

Procedimentos de "desintoxicação":[29]

Foram propostas várias técnicas mecânicas e químicas para limpar superfícies de implantes "infectadas". Podem ser utilizados instrumentos rotativos de baixa velocidade para remover a camada pulverizada com plasma das superfícies rugosas. Foi recomendada a aplicação adicional de gel de clorexidina durante 5 minutos na superfície do implante limpo mecanicamente para proporcionar uma desinfeção tópica. Outros autores utilizaram a clorexidina em ascensão. No entanto, as investigações in vitro demonstraram que a clorexidina a 0,12% polida com uma bola de algodão durante 1 minuto não removeu mais toxinas bacterianas de diferentes superfícies de implantes do que o soro fisiológico (maquinado, jato de areia, revestido a hidroxiapatite (HA) ou pulverizado com plasma). Foi sugerido que as superfícies "infectadas" dos implantes revestidos a HA deveriam ser limpas com ácido cítrico (PH 1) durante 30 segundos a 1, embora um estudo in vitro não tenha conseguido demonstrar qualquer diferença estatística em relação aos controlos polidos com soro fisiológico. Noutra investigação in vitro, concluiu-se que o ácido cítrico "pode ser benéfico" para o tratamento de superfícies de implantes revestidos a HA "infectadas". De facto, quanto mais tempo a superfície era polida com uma bola de algodão, independentemente dos agentes químicos testados, mais a espessura do revestimento de HA diminuía. Assim, uma interpretação alternativa destes estudos pode ter sido o facto de não se ter observado qualquer diferença entre uma superfície de HA polida com ácido cítrico ou com soro fisiológico. Foi efetivamente demonstrada uma diferença estatística nas endotoxinas removidas de superfícies revestidas com HA a favor do ácido cítrico em 2 investigações in vitro. Num estudo posterior, concluiu-se que a limpeza das superfícies de implantes falhados de detritos orgânicos com ácido cítrico durante 30 segundos deu os melhores resultados. No entanto, não foram incluídos controlos limpos com soro fisiológico.

Outros autores utilizaram uma solução de cloramina T para desinfetar as superfícies dos implantes. Os resultados de um estudo in vitro não mostraram qualquer vantagem deste produto químico em comparação com uma solução salina. A utilização de tetraciclina também foi sugerida, apesar de ser significativamente menos eficaz ou tão eficaz como a solução salina na remoção de endotoxinas bacterianas. O peróxido de hidrogénio queimado não foi considerado superior à solução salina na remoção de endotoxinas bacterianas in vitro.

Foi proposto que fosse removido um revestimento de HA "alterado" ou que as superfícies pulverizadas com plasma de titânio fossem limpas com abrasivos ultra-sónicos ou de pó de ar. Verificou-se, in vitro, que os scalers sónicos com pontas de plástico são tão ou mais eficazes do que os controlos salinos polidos na remoção de endotoxinas das superfícies dos implantes. Estudos in vitro demonstraram que os abrasivos movidos a ar comprimido são capazes de limpar uma superfície rugosa de implante de bactérias, toxinas bacterianas e materiais orgânicos. No entanto, não se sabe se os abrasivos pneumáticos podem limpar eficazmente defeitos intra-ósseos estreitos, uma vez que o ângulo do perfil de contacto pode ser demasiado agudo para aplicar um spray eficaz na superfície do implante. Além disso, como observado por Zablotsky, um ângulo tão agudo do instrumento abrasivo movido a ar pode induzir êmbolos nos espaços da medula óssea. De facto, vários autores desaconselharam o risco de embolia induzida por ar pressurizado quando se utilizam abrasivos pneumáticos. Apesar de, até à data, apenas terem sido relatadas complicações menores após a utilização de abrasivos pneumáticos, o leitor deve estar ciente de que a utilização de peças de mão pneumáticas na colocação de implantes tem sido diretamente relacionada com a morte de vários doentes.

Os resultados preliminares de um estudo in vitro demonstraram que a fotossensibilização e os lasers suaves podem eliminar bactérias de diferentes superfícies de implantes (ou seja, maquinadas, jato de areia/acidificação, pulverizadas por chama e revestidas com HA) em 1 minuto. No entanto, não foi fornecida qualquer informação sobre as alterações de temperatura induzidas pelo laser. Sabe-se, através de outro estudo in vitro, que um laser de $C0_2$ utilizado para limpar a superfície de um implante induziu uma temperatura de cerca de 49° C na interface. Verificou-se que uma temperatura de 50° C durante um minuto induzia a reabsorção óssea, com início 3 semanas após o episódio de aquecimento, nas interfaces titânio/osso em coelhos. Obviamente, a temperatura na superfície do implante varia de acordo com vários parâmetros (tempo de aplicação, ajuste de potência, modo contínuo ou pulsado, etc.), e podem ser obtidas temperaturas inferiores a 47° C O tratamento a laser em condições secas não reduziu o número de contaminantes orgânicos em implantes falhados. No entanto, em condições húmidas, a quantidade de material orgânico foi reduzida até certo ponto e não ocorreu combustão nem carbonização. Outra investigação in vitro demonstrou que um laser de granada de neodímio-ítrio-alumínio utilizado em condições secas resultou na fusão de superfícies revestidas com HA e titânio pulverizado por plasma, mesmo com a definição de potência mais baixa. Para além disso, não esterilizou a superfície do implante. Para uma visão geral sobre a utilização de lasers em implantologia oral, remete-se o leitor para outro local.

Procedimentos de reparação e regeneração:[29]

Uma vez atingido o objetivo primário da intervenção cirúrgica (ou seja, uma superfície de implante livre de bactérias), pode ser necessário corrigir as condições anatómicas para melhorar o controlo da placa bacteriana e eliminar o ambiente favorável às bactérias anaeróbias (ou seja, bolsas profundas). Isto pode ser conseguido com procedimentos ressectivos (ressecção óssea e retalhos reposicionados apicalmente) ou com procedimentos regenerativos (regeneração óssea guiada [ROG], enxertos ósseos autólogos ou alogénicos). O processo de decisão relativamente à utilização de procedimentos ressectivos ou regenerativos pode ser influenciado pelo grau e/ou morfologia da destruição do tecido peri-implantar. Se a quantidade de osso de suporte perdido for mínima, pode ser preferível uma abordagem ressectiva. Se uma grande parte do osso de suporte tiver sido reabsorvida, formando um defeito semelhante a uma cratera com estruturas de parede remanescentes, tem sido recomendada uma técnica regenerativa. Finalmente, se a destruição tiver atingido as aberturas de um implante de cilindro oco, ou se o osso de suporte restante for considerado insuficiente para suportar as condições de carga habituais, o implante deve ser removido. [29]

Depois de um retalho ser reposicionado apicalmente, foi sugerida a utilização de um pack cirúrgico para fixar a posição do retalho." Não foram publicados estudos que comprovem este procedimento.

Vários estudos em animais e relatos de casos investigaram a possibilidade de regenerar novo osso de suporte à volta de implantes "falhados" utilizando barreiras (GBR). Para uma revisão sobre a utilização de barreiras no que respeita a implantes orais, remete-se o leitor para outro local. Foram relatados preenchimentos ósseos parciais à volta de implantes falhados utilizando ROG isoladamente ou em combinação com enxertos ósseos autógenos ou vários tipos de aloenxertos / enxertos aloplásticos. Apesar dos diferentes regimes de antibióticos, as barreiras necessitaram normalmente de ser removidas prematuramente devido a infecções. Foi demonstrado que a exposição e remoção prematura das barreiras está geralmente associada a maus resultados clínicos. Embora alguns relatos de casos tenham mostrado um preenchimento ósseo radiográfico pronunciado, esses resultados devem ser vistos com cautela, uma vez que também podem ser encontrados relatos de insucesso.

Os estudos em animais produziram resultados contraditórios relativamente à ROG, que vão desde a ausência de "reosseointegração", a uma "reosseointegração" mínima, a uma reosseointegração clinicamente significativa" e desde a ausência de regeneração a uma regeneração óssea consistente em torno de vários tipos de implantes. As barreiras foram colocadas de forma completamente submersa ou adaptadas a um pilar perimucoso. Estas diferenças na regeneração óssea entre os diferentes estudos podem ser explicadas, em parte, pelas variações anatómicas dos defeitos ósseos e pelas infecções e exposições das barreiras. Nos estudos de Grunder et al, foram tratados principalmente defeitos ósseos horizontais, que têm menor potencial de regeneração óssea do que os defeitos infra-ósseos circunferenciais. As exposições prematuras da barreira foram comuns nesses estudos, associadas a piores resultados, com uma exceção: o papel da limpeza da superfície para a reosseointegração permanece pouco claro, embora o detergente (1% delmopinol HQ utilizado numa investigação possa contribuir para a falta de reosseointegração. A combinação de GBR e HA resolúvel ou osso liofilizado resultou numa percentagem estatisticamente mais elevada de reosseointegração em comparação com a GBR isolada.

Uma investigação em animais demonstrou que a proteína morfogenética óssea humana recombinante-2 tem o potencial de promover a formação óssea e a reosseointegração em defeitos ósseos peri-implantite avançados, embora a quantidade de contacto osso-osso na porção reosseointegrada do osso fosse significativamente inferior ao contacto ósseo no osso residente.

Tem sido sugerido que a fuga microbiana na junção pilar-implante pode influenciar o resultado da ROG. Para além da esterilização do pilar, foi defendida a desinfeção da parte interna do implante, mas a sua eficácia não foi comprovada. Para aumentar a probabilidade de regeneração óssea, tem sido recomendado que a área seja isolada da cavidade oral com uma cobertura total da barreira.

Com base nestes resultados clínicos e experimentais, pode concluir-se que a ROG aplicada à falha ainda não fornece resultados previsíveis. Este procedimento é tecnicamente exigente e deve ser considerado como estando ainda a ser testado clinicamente.

Foram apresentados relatos de casos anedóticos que descrevem a utilização de enxertos ósseos desmineralizados ou autógenos e partículas de HA em torno de defeitos peri-implantares, embora os resultados não pudessem ser avaliados objetivamente ou fossem fracassados. Não existe um acompanhamento mínimo ou histologia disponível para apoiar estas "Metodologias". Haanx S desaconselhou vivamente a utilização de HA ou de osso liofilizado alogénico para preencher bolsas ósseas em redor de locais de implantes infectados, alertando para as potenciais consequências para o paciente. De facto, as infecções centradas em biomateriais podem ter consequências catastróficas para o doente, como a osteomielite supurativa aguda localizada. As infecções centradas em biomateriais são extremamente resistentes aos antibióticos e à terapia combinada de antibióticos e cirurgia. Por conseguinte, sempre que um médico se sentir inseguro quanto à possibilidade de eliminar as bactérias numa área de difícil acesso (ou seja, aberturas de implantes ocos, revestimentos rugosos, etc.), a solução de eleição é a remoção do implante.

Implantes móveis:[29]

Em caso de mobilidade franca (ou seja, uma cápsula de tecido mole envolve o implante), o implante deve ser imediatamente removido, uma vez que pode ocorrer a destruição progressiva do tecido circundante. Toda a cápsula de tecido mole deve ser cuidadosamente curetada do alvéolo e o local do implante deve ser completamente coberto com um retalho mucoperiosteal para otimizar a probabilidade de regeneração óssea. Se o implante removido for crítico para a reabilitação protética , foi sugerido que pode ser imediatamente substituído por um implante mais largo e colocado em carga após um período de cicatrização adequado, quando não se suspeitar de uma etiologia infecciosa. [29]

Além disso, os implantes com falhas, nos quais a propagação da infeção atingiu a abertura de uma porção oca ou são resistentes a terapias bacterianas antibacterianas agressivas e combinadas, embora ainda estáveis, devem provavelmente ser imediatamente removidos para evitar complicações infecciosas graves, como osteíte ou osteomielite ou, especialmente em doentes imunocomprometidos, infecções graves com risco de vida, como mediastinite necrosante descendente. Para tal, podem ser utilizadas brocas de trefina especialmente concebidas para o efeito. Particularmente em situações em que os implantes mandibulares longos envolvem ambas as placas corticais, o procedimento de remoção deve ser planeado cuidadosamente e realizado sob irrigação generosa, uma vez que foi descrito um caso de fratura por fadiga da mandíbula. A osteomielite é outra complicação que ocorreu após a explicação com uma broca trefina (dados não publicados). Uma vez removido o implante, o "alvéolo" deve ser cuidadosamente curetado e fechado através de um procedimento de retalho. Se o implante removido tiver sido fundamental para a reabilitação protética final, pode ser substituído após um período de cicatrização adequado. [29]

Acredita-se geralmente que os implantes móveis (falhados) não se reintegram. No entanto, tal como na cirurgia ortopédica de fracturas, o problema do atraso ou da não união das fracturas é resolvido reiniciando o sistema regenerativo através da indução de uma nova lesão óssea. Existem alguns relatos de casos e investigações experimentais que indicam que é possível obter um resultado positivo em algumas situações bem definidas. Embora especulativo, uma cicatrização prolongada (para falhas precoces) ou uma redução temporária atempada da carga (para falhas tardias) pode revelar-se benéfica na presença de mobilidade rotacional sem infeção bacteriana e/ou crescimento epitelial/ encapsulamento.

Lesões peri-implantares apicais: [29]

A estratégia de tratamento para implantes com lesões periapicais depende da etiologia. As formas estáveis, assintomáticas e inactivas devem ser monitorizadas radiograficamente. Tem sido recomendado que as lesões infectadas em redor de implantes estáveis sejam tratadas agressivamente com uma terapia combinada de antibióticos e cirurgia. A ressecção dos ápices dos implantes infectados pode ser considerada devido às dificuldades de acesso adequado para limpar toda a superfície do implante. Nalgumas situações, pode ser indicada uma abordagem cirúrgica com extrator. A utilização adicional sugerida de auto-enxertos ósseos e/ou aloenxertos ósseos liofilizados e barreiras não parece ser justificada.

MANUTENÇÃO

A higiene adequada é fundamental, uma vez que uma má higiene está relacionada com a perda óssea marginal. O controlo da placa deve começar imediatamente após a cirurgia de segunda fase e o doente deve compreender a importância e a necessidade deste aspeto do tratamento.

Os cuidados de higiene pós-cirúrgicos têm de ser delicados e minuciosos. Os tecidos ficam sensíveis após a colocação do implante, o que dificulta a realização de uma higiene e desbridamento adequados. A combinação de suturas, que podem provocar a formação de placa bacteriana e a retenção de alimentos, e de doentes que evitam as zonas cirúrgicas pode resultar numa cicatrização deficiente ou em infeção. As instruções ao doente podem incluir a utilização de gluconato de clorexidina devido à sua substantividade e capacidade de destruir as bactérias orais. A utilização de uma escova de dentes extra macia pode ser vantajosa. Quando a cicatrização e a restauração estiverem concluídas, será estabelecida, aprendida e seguida uma nova rotina de higiene.

As restaurações temporárias e as próteses necessitam de cuidados domiciliários adequados para evitar a acumulação de placa bacteriana. A chamada de atenção para a higiene deve ser específica para as necessidades do doente e assegurar a saúde dos tecidos peri-implantares.

Quando o doente passa para a Fase II, é importante que compreenda que o pilar é a ligação entre o implante e o leito ósseo e a cavidade oral e as bactérias. As visitas ao dentista devem ocorrer semanalmente durante, pelo menos, 1 mês para avaliar e educar o doente.

A educação é um passo importante quando se entrega uma prótese ao doente, sendo a explicação exaustiva, a educação e a demonstração visual cruciais para uma manutenção bem sucedida.

A manutenção não é apenas da responsabilidade do higienista e do clínico de implantes, mas também do doente. Cada membro da equipa de implantes desempenha um papel nos procedimentos de manutenção bem sucedidos a longo prazo.

São necessárias consultas de revisão frequentes durante o primeiro ano após a colocação e restauração do implante para avaliação e estabelecimento de boas rotinas de higiene oral.

Cirurgião	Coloca o implante no tecido queratinizado com um paralelismo adequado
Dentista restaurador	Fornece uma prótese de fácil manutenção com um design correto e um elevado grau de ajuste
Técnico de laboratório	Fornece próteses altamente polidas com um design e uma seleção de materiais adequados
Higienista	Fornece educação, motivação, avaliação e procedimentos de manutenção
Assistentes e pessoal de escritório	Motiva e educa
Doente	Respeita e compromete-se com os cuidados de longa duração

Conselhos rápidos para a manutenção da higiene dos implantes:

- Os scalers metálicos devem ser evitados. Utilize bisturis de nylon, plástico-carbono ou resina concebidos especificamente para serem utilizados à volta de implantes.
- A recolha deve ser efectuada de 3 em 3 meses durante os primeiros 2 anos. Consoante a situação, as recolhas podem ser alternadas entre práticas.
- Devem ser evitados os scalers ultra-sónicos e sónicos.
- Recomenda-se a utilização de uma taça de borracha com pasta de dentes, pasta de polimento fina, pasta de polimento de implantes ou óxido de estanho.

- O jato profilático deve ser evitado.
- A sondagem periodontal deve ser efectuada para obter dados de base e quando surgem inflamações e outros sintomas patológicos.
- A mobilidade ou a falta dela deve ser verificada em cada visita, se possível.
- A oclusão deve ser avaliada para detetar e corrigir possíveis contactos ou relações oclusais traumáticas ou anormais.
- Os índices de placa, cálculo e hemorragia devem ser avaliados em cada consulta.
- As instruções de higiene oral devem ser avaliadas e reforçadas ou corrigidas em cada consulta de manutenção da higiene.
- As radiografias devem ser efectuadas utilizando a técnica de paralelização para evitar a distorção da imagem.

SELECÇÃO DE INSTRUMENTOS

A manutenção de uma superfície lisa do titânio, com fissuras e riscos, é importante para evitar a acumulação de placa bacteriana. Os instrumentos com ponta de aço inoxidável e de titânio são prejudiciais para uma superfície lisa de titânio. Também se verificou que o Cavitron e os scalers sónicos podem arranhar o titânio. Uma manga de plástico sobre um selador sónico parece não alterar o titânio e pode ser utilizada. Em casos de grande acumulação de cálculo, os sistemas de polimento a ar comprimido provocam muitos riscos no titânio e não devem ser utilizados. A consideração mais importante é selecionar instrumentos seguros e eficientes para remover o cálculo e a placa bacteriana. A seleção dos instrumentos depende do design das pontas que não sejam volumosas e que sejam fáceis de utilizar pelo higienista. Os instrumentos devem ser descartáveis ou poderem ser esterilizados e económicos. A localização e a tenacidade do depósito a ser removido são importantes na escolha de um instrumento. O desenho da prótese deve ser tido em consideração.

Os instrumentos Implacare (Hu-Friedy, Chicago, IL) são feitos de Plasteel™, uma resina de alta qualidade, e estão disponíveis em pontas espelhadas emparelhadas que se enroscam numa pega autoclavável. As pontas têm de ser esterilizadas antes da utilização e são descartáveis após uma única utilização. Os três designs de pontas são semelhantes a uma foice anterior, uma foice posterior e a Columbia 13/14U.

O escalpador de implantes de plástico rígido 3i-Implant® Innovations, Inc. (3i-lmplant® Innovations Inc., West Palm Beach, FL) é feito de um plástico de alta tecnologia que pode ser afiado e esterilizado.

O sistema de instrumentos Implant-Prophy + (Advanced Implant Technologies Inc., Beverly Hills, CA) vem com a sua própria pedra de afiar. As dimensões padrão dos instrumentos e os ângulos das lâminas proporcionam uma utilização fácil.

O sistema de escalpe Steri-Oss (Steri-Oss Yorba Linda, CA) é construído em nylon reforçado com grafite e embalado de forma estéril. Os cinco modelos de pontas são universais. Podem ser afiadas aproximadamente cinco vezes e são resistentes ao desgaste durante aproximadamente 10 utilizações após cada afiação.

O polimento de taças de borracha com pasta de dentes, pasta profiláctica fina, pastas de polimento de implantes comerciais e óxido de estanho não alteram as superfícies de titânio. Antes do polimento, os depósitos calcificados devem ser removidos. Para além de uma taça de borracha, também pode ser utilizada uma ponta de borracha ou uma escova rotativa macia sem tufos.

O fabricante, 3i-Implant Innovations, Inc., (West Palm Reach, FU) oferece um kit de polimento de implantes que contém pasta de polimento Abutment Glo e uma variedade de taças de polimento e escovas de lábios macios.

Irrigação subgengival

A irrigação do sulco do implante com agentes quimioterapêuticos pode ser útil como procedimento de manutenção a longo prazo. A cânula de irrigação deve ter uma ponta arredondada, não metálica, com portais de saída laterais. Durante a sua utilização, a cânula não é inserida até à base do sulco do implante, evitando a distensão do fluido para os tecidos circundantes. O gluconato de clorexidina é um irrigante útil.

ESCOVAS DE DENTES - Uma escova de dentes macia ou extra macia permite a remoção da placa bacteriana e dos detritos sem traumatizar os tecidos. Uma escova de dentes motorizada, como a Rotodent (Pro-Dentec), pode ser utilizada com uma escova cónica para aceder à superfície inferior das barras de ligação ou para ajudar na limpeza interdentária.

A escova de dentes Sonicare® pode ser distribuída nos consultórios ou comprada em todo o mundo pelos pacientes. A escova de dentes sonicare18 possui tecnologia sónica que a distingue de outras escovas de dentes eléctricas.

Uma nova adição a um arsenal é uma escova de dentes descartável, alimentada por bateria, com uma combinação de cerdas oscilantes e fixas que é extremamente económica.

A escova tufada manobra-se facilmente em áreas de difícil acesso e pode ser dobrada para se adaptar às necessidades do doente

A utilização de fios dentais pode, por vezes, ser difícil para um doente. Pode ser útil utilizar um par de pinças em conjunto com os enfiadores.

RESUMO E CONCLUSÃO

Os implantes são utilizados com frequência e com sucesso como elementos de ancoragem óssea na reabilitação protética oral. Apesar das elevadas taxas de sucesso (81-85% para a maxila; 98-99% para a mandíbula anterior aos 10 anos), ainda existem falhas que variam entre 1,5% e 6,7%.

Com o aumento do número de implantes colocados, pelo aumento do número de profissionais de implantes, é inevitável que o número de complicações também aumente. Os insucessos dos implantes dentários podem ser atribuídos a muitas razões ao longo das diferentes fases do tratamento. Para que a prótese sobre implantes seja bem sucedida, é obrigatório seguir um protocolo rigoroso desde o diagnóstico inicial até à colocação da prótese final, bem como dar ênfase à recuperação e manutenção por parte dos pacientes.

Os insucessos ocorridos até à data podem ser categorizados em 7 grupos: insucessos etiológicos, insucessos em função da origem da infeção, insucessos em função do momento da sua ocorrência, em função da condição do insucesso e do pessoal responsável, em função do insucesso efectuado e, por último, insucessos que ocorrem devido à rutura dos tecidos de suporte.

Este artigo identifica os tipos de compilações que têm sido relatadas em estudos clínicos de tratamento com implantes dentários. Devido às variações na comunicação das complicações, apenas um pequeno número de estudos apresenta dados sobre determinadas complicações, o que limita a capacidade de analisar estatisticamente muitas das complicações comunicadas. Com base nos dados disponíveis, são apresentadas as seguintes conclusões relativamente às complicações dos implantes dentários.[34]

1. Foram perdidos mais implantes com próteses overdenture do que com próteses completas fixas, próteses parciais fixas ou coroas unitárias. Perderam-se mais implantes na maxila do que na mandíbula com próteses completas fixas e sobredentaduras, mas não com próteses parciais fixas. A perda de implantes mais elevada ocorreu com as sobredentaduras maxilares.

2. Com próteses completas fixas, o número de implantes perdidos pré-protéticos foi comparável ao número de implantes perdidos pós-protéticos. Ocorreram mais

falhas pré-protéticas com overdentures e próteses parciais fixas, ao passo que foram encontradas mais falhas pré-protéticas em conjunto com coroas unitárias.

3. Ao comparar os momentos em que ocorreu a perda de implantes pós-protéticos, foram perdidos significativamente menos implantes no ano 2 do que no ano. 1. Da mesma forma, a perda de implantes no ano 3 foi significativamente menor do que nos anos 1 e 2.

4. Ocorreram taxas de insucesso mais elevadas com implantes mais curtos (comprimentos de 7 e 10 mm). Foram encontradas taxas de insucesso significativamente mais elevadas com implantes colocados em osso do tipo 4, em comparação com os implantes colocados em osso dos tipos 1 a 3.

5. Os distúrbios neurosensoriais e os hematomas foram as duas complicações cirúrgicas mais frequentemente registadas. Após a cirurgia no estádio I, as taxas de perturbações neurosensoriais variaram entre 0,6% e 39% (média de 6,1%). Após um ano, as taxas de perturbação variaram de 1% a 13%. A incidência de hematoma variou de 5% a 29%. Outras complicações cirúrgicas menos comuns incluíram fratura mandibular, hemorragia com risco de vida e desvitalização de dentes adjacentes.

6. A perda óssea marginal média à volta dos implantes dentários no primeiro ano variou entre 0,4 e 1,6 mm (média de 0,93 mm) em todos os estudos. A perda óssea subsequente por ano variou de 0 a 0,2 mm, com uma média de 0,1 mm por ano. No entanto, muitos doentes avaliados durante períodos de 1 a 3 anos não registaram qualquer alteração ou ganho ósseo.

7. Foram registadas três complicações dos tecidos moles peri-implantares. A inflamação/proliferação gengival foi a complicação mais frequente, com uma variação de 1% a 32%. A deiscência do implante antes da cirurgia de fase II variou entre 2% e 11%. Foi registado um intervalo de 0,002% a 255 para fístulas que ocorreram ao nível do implante - pilar.

8. O afrouxamento do parafuso foi a complicação mecânica mais frequentemente registada. A incidência do afrouxamento do parafuso do pilar variou entre 1% e 45%, com uma incidência comparável de 1% a 38% para o afrouxamento do

parafuso de ouro da prótese. Ocorreram mais desapertos de parafusos com coroas unitárias do que com qualquer outro tipo de prótese.

9. Os parafusos de ouro da prótese fracturaram com mais frequência (variação de 1% a 19%) do que os parafusos do pilar (variação de 0,5% a 8%). As fracturas de implantes foram relatadas em 9 estudos com uma incidência média de 1,5%.

10. Outras complicações mecânicas incluíram fracturas da estrutura metálica, da base de resina, do material da faceta facial/of oclusal, da prótese sobre dentadura e da prótese oposta. Foram registados afrouxamentos e fracturas de grampos/anexos com as sobredentaduras, bem como a necessidade de reposições pós-colocação.

11. Foram relatados problemas fonéticos e estéticos num número limitado de estudos. Foram relatados problemas fonéticos em todas as próteses, exceto em coroas unitárias, e problemas estéticos em todas as próteses, exceto em próteses sobrepostas. [34]

Com uma documentação mais exacta dos dados sobre os insucessos e uma investigação mais aprofundada sobre as causas do insucesso, as hipóteses de reduzir essas ocorrências serão maiores. Se o insucesso já tiver sido oclusal, o clínico deve ser capaz de diagnosticar em que fase se encontra o insucesso e defender um protocolo de gestão adequado.

Como alguém bem disse, não é o sucesso que obtemos, mas sim a melhor forma de lidar com situações complexas e fracassos, que determina a competência de um clínico. Sem dúvida, os fracassos são trampolins para o sucesso, mas não até que as suas etiologias sejam estabelecidas e a sua ocorrência seja evitada.

Por conseguinte, é obrigatório que todos os clínicos saibam como e porque é que as falhas ocorrem e qual a melhor forma de as prevenir, de modo a dar um novo horizonte ao novo ramo da medicina dentária.

BIBLIOGRAFIA

1. Askary Abdel Salam EI, Meffert M Roland, Griffin Terrence. Porque é que os implantes falham? Parte I. Implant Dent 1999; 8:173-185.

2. Askary Abdel Salam EI, Meffert M Roland, Griffin Terrence. Porque é que os implantes falham? Parte II. Implant Dent 1999; 8:265-277.

3. Allen P.F, McMillan, Smith D G. Complicações e requisitos de manutenção de próteses implanto-suportadas fornecidas num hospital dentário. Br Dent J 1997; 182:298-302.

4. Aparício Carlos, Olive Jordi. Microanálise comparativa da superfície de implantes Branemark falhados. Int J Oral Maxillofac Implants 1992; 7:94-103.

5. Astrand per et al. Combinação de dentes naturais e implantes osseointegrados como pilares de próteses; um estudo longitudinal de 2 anos. Int J Oral Maxillofac Implants 1991; 6:305-312.

6. August Meredith et al. Influência do estatuto de estrogénio na osseointegração de implantes endósseos. J Oral Maxillofac Surg 2001; 59:1285-1289.

7. Bain Crawfored A, BDS, DDS, MSEd, Moy Peter K BSc. DMD: A associação entre o insucesso dos implantes dentários e o consumo de tabaco. Int J Of Oral Maxillofac implants 1993; 8:609-615.

8. Balshi J Thomas et al. Avaliação de três anos de implantes Branemark ligados a pilares angulados. Int J Oral Maxillofac Implants 1997; 12:52-58.

9. Balshi Thomas J. Análise e gestão de implantes fracturados: Um relatório clínico. Int. J Oral Maxillofac implants. 1996; 11:660-666.

10. Becker William et al achados clínicos e microbiológicos que podem contribuir para o insucesso dos implantes dentários. Int J Oral Maxillofac Implants 1990; 5:31-38.

11. Becktor Jonas P et al. The influence of mandibular dentition on implant failures in Bone-Grafted Edentulous maxilla. Int J Oral Maxillofac implants 2002; 17:69-77.

12. Becktor JP, Isaksson S, Sennerby L. Análise da sobrevivência de implantes endósseos em maxilas edêntulas enxertadas e não enxertadas. Int J Oral Maxillofac Implants 2004; 19:107-115.

13. Behneke Alexandra et al. Reação dos tecidos duros e moles aos implantes de parafuso ITI: Resultados longitudinais de 3 anos de um estudo prospetivo. Int J Oral Maxillofac implants. 1997;749-757.

14. Berberi Antonie et al. Parestesia lingual após colocação cirúrgica de implantes; relato de um caso. Int J Oral Maxillofac Implants 1993; 8:580-582.

15. Blomqvist J E et al. Factores de insucesso na integração de implantes após enxerto ósseo. Int J Oral Maxillofac Surg. 1996;63-68.

16. Brocard Darial et al. Um relatório multicêntrico sobre 1022 implantes ITI colocados consecutivamente: Um estudo longitudinal de 7 anos. Int J Oral Maxillofac implants. 2000; 15:691-700.

17. Carlson Bill, Carlsson E Gunnar. Complicações protéticas no tratamento com implantes dentários osseointegrados. Int J Oral Maxillofac Implants 1994;9;90-94.

18. Chee W, Jivraj S. Falhas na implantologia dentária. Br Dent J 2007; 202:123-129.

19. Chuang S K et al. Frailty approach for the analysis of clustered failure time observations in dental research (Abordagem de fragilidade para a análise de observações de tempo de falha agrupadas em investigação dentária). J Dent Res 84(1):54-58, 2005.

20. Chuang S.K et al. Risk factors for Dental implant failure A strategy for the analysis of clustered failure-time observations (Factores de risco para a falha de implantes dentários: uma estratégia para a análise de observações agrupadas do tempo de falha). J Dent Res 81(8);572-577, 2002

21. Dao TTT, DMD, MSc et al. A osteoporose é um fator de risco para a osseointegração de implantes dentários? Int J Oral Maxillofac Implants 1993; 8:137-144

22. Dennis Flanagan. Suprimento arterial importante da mandíbula, controlo de uma hemorragia arterial e relato de um incidente hemorrágico. J Oral Implantol 2003; XXIX:165-173.

23. Duncan P Jacqueline et al. Complicações protéticas num ensaio clínico prospetivo de implantes de fase única aos 36 meses. Int J Oral Maxillofac Implants 2003;18: 561-565.

24. Eckert SE, Wollan PC. Revisão retrospetiva de 1170 implantes endósseos colocados em maxilares parcialmente edêntulos. J Prosthet Dent 1998; 79:415-421.

25. Eckert Steven E et al. Análise da incidência e factores associados a implantes fracturados. Um estudo retrospetivo. Int J Oral Maxillofac implants.2000.;15:662-667.

26. Eckert Steven E et al. Experiência inicial com implantes klide-platform MK I. Parte -I: Cirurgia de implantes. Parte II: Avaliação dos factores de risco que envolvem a sobrevivência do implante. Int J Oral Maxillofac implants 2001; 16:208-216.

27. Ellies G Lesley, Hawker B Peter. A prevalência de alteração da sensibilidade associada à cirurgia de implantes. Int J Oral Maxillofac Implants 1993; 8:674-679.

28. Esposito Marco et al, Histopathologic observations on early oral Implant failures. Int J Oral Maxillofac implants.1999;14:798-810.

29. Esposito Marco et al. Diagnóstico diferencial e estratégias de tratamento para complicações biológicas e implantes orais falhados. Int J Oral Maxillofac implants.1999;14:473-490.

30. Esposito Marco et al. Immunohistochemistry of soft tissues surrounding late failures of Branemark implants. Clin Oral Impl Res 1997; 8:352-356.

31. Fourmousis S Luterbacher et al pilares protéticos fracturados em implantes osseointegrados: uma complicação técnica a resolver. Clin Oral Impl Res 2000:11:163-170.

32. Friberg Bertil, Jemt Torsten, Lekholm Ulf, Early failures in 4641 consecutively placed Branemark dental implants; a study from stage 1 surgery to the connection of completed prostheses. Int J Oral Maxillofac Implants.1991;6:142-146.

33. Goodacre Charles J et al. Clinical complications with implants and implant prostheses' Prosthet Dent 2003; 90:121-132.

34. Goodacre J Charles et al. Complicações clínicas dos implantes osseointegrados. J Prosthet Dent 1999;81: 537-552.

35. Haas Robert et al. The relationship of smoking on Periimplant tissue - um estudo retrospetivo. J Prosthet Dent 1996; 76:592-596.

36. Hemmings W Kenneth et al. Complicações e requisitos de manutenção para próteses fixas e sobredentaduras na mandíbula edêntula. Int J Oral Maxillofac Implants 1994; 9:191-196.

37. Herrman Irene et al. Avaliação das caraterísticas do paciente e do implante como potenciais factores de prognóstico para falhas de implantes orais. Int J Oral Maxillofac Implants 2005; 20:220-230.

38. Heydenrijk Kees et al. Microbiota à volta de implantes endósseos de forma radicular: Uma revisão da literatura. Int J Oral Maxillofac Implants 2002;17;829-838.

39. Hutton E John, et al. Factores relacionados com as taxas de sucesso e insucesso no seguimento de 3 anos num estudo multicêntrico de sobredentaduras suportadas por implantes Branemark. Int. J Oral Maxillofac implants.1995;10:33-42.

40. Issacsson J Timóteo. Relato de caso de formação de hematoma sublingual durante a colocação imediata de implantes endósseos mandibulares. JADA 2004; 135:168-172.

41. Jemt Torsten, Book Kristian, et al. Falhas e complicações em 92 próteses sobrepostas inseridas consecutivamente suportadas por implantes Branemark em maxilares edêntulos severamente reabsorvidos; um estudo desde o tratamento

protético até ao primeiro controlo anual. Int J Oral Maxillofac Implants 1992; 7:162-167.

42. Jemt Torsten, Book Kristian, Desajuste das próteses e perda óssea marginal em pacientes edêntulos com implantes. Int J Oral Maxillofac Implants 1996; 11:620-625.

43. Jemt Torsten, DDS, Ph.D, Lekholm Ult DDS, Ph.D. Tratamento com implantes orais em maxilares posteriores parcialmente desdentados: Um relatório de acompanhamento de 5 anos . Int J Oral Maxillofac Implants 1993; 8:635-640

44. Jemt Torsten, Failures & complications in 391consecuetively inserted fixed prostheses supported by Branemark implants in edentulous jaws: Um estudo do tratamento desde o momento da colocação da prótese até ao primeiro controlo anual. Int J Oral Maxillofac Implants. 1991; 6:270-276.

45. Jemt Torsten, Linden Bengt, lekholm Ulf. Falhas e complicações em 127 próteses parciais fixas colocadas consecutivamente suportadas por implantes Branemark; Do tratamento protético ao primeiro controlo anual Int J Oral Maxillofac Implants 1992; 7:40-44.

46. Jemt Torsten, Linden Bengt. Tratamento com implantes em pacientes parcialmente desdentados: Um relatório sobre a prótese após 3 anos. Int J Prosthodont 1994; 7:143-148.

47. Jisander Sven, Grenthe Bjorn, Alberius Per. Sobrevivência de implantes dentários no maxilar irradiado: Um relatório preliminar. Int J Oral Maxillofac Implants 1997; 12:643-648.

48. Kan Y K et al. Colocação de implantes endósseos em conjunto com a transposição do nervo alveolar inferior: Uma avaliação das perturbações neurosensoriais. Int J Oral Maxillofac implants. 1997; 12:463-471.

49. Kan Y K Joseph et al. Fratura mandibular após colocação de implante endósseo em conjugação com transposição do nervo alveolar inferior: Relato de tratamento de um paciente. Int. J Oral Maxillofac implants. 1997; 12:655-659.

50. kiener Peter et al. Eficácia das overdentures maxilares suportadas por implantes; manutenção e complicações protéticas. Int J Prosthodont 2001; 14:133-140.

51. Klokkevold R perry. Complicações e insucessos relacionados com os implantes. Crannza, Livro de Texto de Periodontologia Clínica, 1182-1192.

52. Kronstrom Mats et al. Falhas precoces de implantes em pacientes tratados com implantes dentários de titânio do sistema Brene mark; um estudo retrospetivo. Int J Oral Maxillofac implants 2001; 16:201-207.

53. Laboda Dr. Hemorragia com risco de vida após a colocação de um implante endósseo: relato de caso.1990; 121:599-600.

54. Laine Pekka et al. Failed dental implants - clinical, radiological and bacteriological findings in 17 patients. Journal of Cranio-Maxillofacial Surgery (2005) 33,212-217 .

55. Mc Glumphy A Edwin et al, implant super structure: Uma comparação da força de rotura final. Int J Oral Maxillofac Implants. 1992; 7:35-39.

56. McDermott E Nancy et al. Complicações dos implantes dentários: Identificação, frequência e factores de risco associados. Int J Oral Maxillofac Implants 2003; 18:848-855.

57. Misch E Carl, Dental Implant Prosthetics,2005Elsevier Mosby.

58. Mombelli A et al. The microbiota of osseointegrated implants in patients with a history of periodontal disease, J Clin Periodontol.1995;22;124-130.

59. Mordenfeld Arne, Anblersson Lars, Bergstrom Bgorn. Hemorragia no pavimento da boca durante a colocação de implantes na mandíbula edêntula: Relato de um caso. Int J Oral Maxillofac implants 1997; 12:558-561.

60. Morgan M. Jane, DDS, MSc, James Darid F., Ph. D, P.Eng Pilliar Robert M., Ph.D, P.Eng. Fracturas do componente de fixação de um implante osseointegrado. Int J Oral Maxillofac Implants 1993; 8:409-414. 41

61. Naert I et al. Um estudo de 589 implantes consecutivos que suportam próteses fixas completas. Parte II: Aspectos protéticos. J Prosthet Dent 1992; 68:949-956.

62. Naert I et al. Aspectos protéticos das próteses fixas osseointegradas que suportam overdentures. Um relatório de 4 anos. J Prosthet Dent 1991; 65:671-680.

63. Nedir Rabah et al. Complicações protéticas com implantes dentários: De uma experiência de até - 8 anos em clínica privada. Int J Oral Maxillofac Implants 2006; 21:919-928.

64. Niamtu Joseph, Richmond, Virgínia. Obstrução quase fatal das vias aéreas após a colocação de implantes de rotina. Oral cirurg Oral med Oral Pathol Oral Radio Endod 2001; 92:597-600.

65. O' Sullivan Dominic et al. Osteomielite e fratura mandibular patológica relacionadas com uma falha tardia do implante: Um relato de caso. J Prosthet Dent 2006; 95:106-110.

66. Olson John W et al, Dental endosseous Implants Assessments in a type 2 diabetic population: Um estudo prospetivo. Int J Oral Maxillofac implants.2000;15:811-818.

67. Palmer Richard, Palmer Paul, Howe Leslie. Complicações e manutenção. Br Dent J 1999; 187:653-658.

68. Paquette W David et al. Factores de risco para a falha de implantes dentários endósseos. Dent Clin N Am 50 (2006) 361-374.

69. Paul Koch J, Dunson Bernee. Factores que afectam a cicatrização óssea após cirurgia de implantes Oral Implantol

70. Persson T Berglundh et al. Uma revisão sistémica da incidência de complicações biológicas e técnicas em implantologia dentária relatadas em estudos longitudinais prospectivos de pelo menos 5 anos. J Clin Periodontol 2002;29(suppl.3);197-212.

71. Piattelli Adriano et al. Relatório de microscopia eletrónica de luz e de varrimento de quatro implantes fracturados. Int J Oral Maxillofac implants.1998;13:561-564.

72. Piattelli A, Scarano, Piattelli M. Aspeto microscópico da falha em implantes dentários osseointegrados; relato de cinco casos. Biometerials 17 (1996) 1235-1241.

73. Rams Thomas E et al, a microflora subgengival associada a implantes dentários humanos. J Prosthet Dent 1984; 51:529-534.

74. Rangert Bo et al Sobrecarga de flexão e fratura de implantes. Uma análise clínica retrospetiva. Int. J Oral Maxillofac implants.1995;10:326-334.

75. Regev Eran et al. Complicações do seio maxilar relacionadas com implantes endósseos. Int J Oral Maxillofac Implants.1995;10:451-461.

76. Renouard Franck, Rangert Bo, Risk Factors in Implant Dentistry, Análise clínica simplificada para um tratamento previsível. Quintessence Books1999.

77. Roos-Jansaker A M et al. Acompanhamento de nove a catorze anos do tratamento com implantes. Parte I: perda de implantes e associações a vários factores. J Clin Periodontol 2006; 33:283-289.

78. Roos-Jansaker A M et al. Seguimento de nove a catorze anos do tratamento com implantes. Parte II: presença de lesões peri-implantares. J Clin Periodontol 2006; 33:290-295.

79. Rothman L G Stephen et al. Tomografia computadorizada de alta resolução e varredura óssea nuclear no diagnóstico de fraturas de estresse pós-operatórias da mandíbula: Um relato de caso. Int. J Oral Maxillofac implants.1995;10: 765-768.

80. Salonen Maarit A.M. DDS et al. Falhas na osseointegração de implantes endósseos. Int J Oral Maxillofac Implants 1993; 8:92-97.

81. Schwartz Devorah et al. Tabagismo e complicações de implantes dentários endósseos. J Periodontol 2002; 73:153-157.

82. Scott F Richard et al consequências de uma cicatrização óssea inadequada antes da cirurgia de implantes. J Prosthet Dent 1986; 61:399-401

83. Scurria S Mark et al. variáveis prognósticas associadas à falha do implante: Um Estudo Retrospetivo de Eficácia. Int J Oral Maxillofac implants. 1998; 13;400-406.

84. Sethi Ashok et al. A utilização de pilares angulados em implantologia dentária: Resultado clínico de cinco anos de um estudo prospetivo em curso. Int J Oral Maxillofac Implants 2000; 15:801-810.

85. Shackleton J.L., Carr L et al. Sobrevivência de próteses fixas suportadas por implantes relacionada com o comprimento dos cantilevers. J Prosthet Dent 1994; 71:23-6.

86. Shin Sang-Wan et al. Um estudo retrospetivo sobre o resultado do tratamento de implantes de corpo largo. Int J prosthodont 2004; 17:52-58.

87. Shonberg C Devid et al. Fratura mandibular através de um implante endósseo. Int J Oral Maxillofac Implants 1992; 7:401-404.

88. Smith A Richard et al. Factores de risco associados a implantes dentários em pacientes saudáveis e clinicamente comprometidos. Int J Oral Maxillofac Implants. 1992; 7:367-372.

89. Smith E Dale et al. Critérios para o sucesso de implantes endósseos osseointegrados. J Prosthet Dent 1999; 62:567-572.

90. Sones D Amerian. Complicações com implantes osseointegrados. J Prosthet Dent 1989;62:581-585.

91. Starck J William, Epker N Bruce. Falhas de implantes dentários osseointegrados após terapia com difosfonatos para a osteoporose: Relato de um caso. Int J Oral Maxillofac Implants. 1995; 10:74-78.

92. Ten Bruggenkate Christean M. DMD, MD, Ph. D et al. Hemorragia do pavimento da boca resultante de perfuração lingual durante a colocação de implantes. Um relatório clínico. Int J Oral Maxillofac Implants1993; 8:329-334.

93. Testori Tiziano et al. Estudo clínico prospetivo multicêntrico do implante de osseotite. Relatório intercalar de quatro anos. Int J Oral Maxillofac implants 2001; 16:193-200.

94. O sistema de implantes Branemark: Procedimentos clínicos e laboratoriais.

95. Tolman E Dan, Laney R William. Complicações de próteses integradas em tecido. Int J Oral Maxillofac Implants 1992; 7:477-484.

96. Van Steenberghe Daniel et al. The relative impact of local and endogenous factors on implant failure up to the abutment stage (O impacto relativo dos factores locais e endógenos na falha do implante até à fase do pilar). Clin Oral Impl Res 13, 2002;617-622.

97. Vehemente Valerie A. et al. Risk factors Affecting Dental implant survival, J Oral Implantol 2002; XXVIII:74-81.

98. Waloton N Joanne. Alteração da sensação associada a implantes na mandíbula anterior: Um estudo prospetivo. J Prosthet Dent 2000; 83:443-449.

99. Wayant J Robert. Caraterísticas associadas à perda e à saúde dos tecidos peri-implantares de implantes dentários endósseos. Int J Oral Maxillofac Implants. 1994; 9:95-102.

100. Zarb G A, Schmitt A, a eficácia clínica longitudinal dos implantes dentários osseointegrados; o estudo de Toronto. Parte III: problemas e complicações encontradas. J Prosthet Dent 1990; 64:185-194.

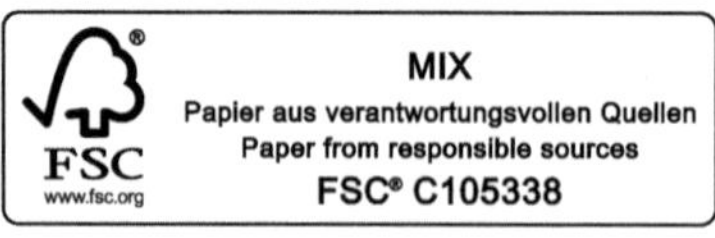

Printed by Books on Demand GmbH, Norderstedt / Germany